AF395382

T_d33

SUR LA
MORTALITÉ PROPORTIONNELLE
DES PEUPLES,

CONSIDÉRÉE COMME

MESURE

DE LEUR AISANCE ET DE LEUR CIVILISATION.

Analyse des quinze registres de l'État civil en France. Pour les années 1817 – 1831.

PAR SIR FRANCIS D'IVERNOIS.

TIRÉ DE LA BIBLIOTHÈQUE UNIVERSELLE, 1834.

GENÈVE,

AB. CHERBULIEZ, LIBRAIRE, AU HAUT DE LA CITÉ.

PARIS,

RUE DE SEINE, FAUBOURG SAINT-GERMAIN, N° 57.

1834.

SUR LA

MORTALITÉ PROPORTIONNELLE

DES PEUPLES,

CONSIDÉRÉE COMME

MESURE

DE LEUR AISANCE ET DE LEUR CIVILISATION.

Analyse des quinze registres de l'État civil en France. Pour les
années 1817 - 1831.

PAR SIR FRANCIS D'IVERNOIS,

TIRÉ DE LA BIBLIOTHÈQUE UNIVERSELLE, 1834.

GENÈVE,

AB. CHERBULIEZ, LIBRAIRE, AU HAUT DE LA CITÉ.

PARIS,

RUE DE SEINE, FAUBOURG SAINT-GERMAIN, N° 57.

1834.

TROISIÈME LETTRE DE SIR FRANCIS D'IVERNOIS A M. LE Dr VILLERMÉ, MEMBRE DE L'INSTITUT.

Mouvement des populations de la France.

ANALYSE DES QUINZE REGISTRES DE SON ÉTAT CIVIL POUR LES ANNÉES 1817 - 1831.

Genève, 1^r octobre 1834.

Monsieur,

Mes recherches sur le mouvement spécial des habitans de la Normandie m'ont conduit à découvrir, dans le mouvement général des populations françaises, deux phases si nouvelles, et, à mes yeux, d'un augure si favorable, que je suis impatient d'apprendre si vous partagerez les espérances que j'en conçois.

D'une part, la progression des naissances n'a point suivi celle de la population qui les fournit, d'où l'on peut inférer que sa marche commence à se mettre au pas avec les circonspects Normands, dont la prééminence sur le reste de la chrétienté, consiste à avoir découvert l'art de tenir leurs générations au complet avec moins d'enfantemens qu'aucun autre peuple. D'autre part, la progression des mariages a pris, depuis la paix, chez vous, une vitesse tellement accélérée que les autres registres n'en offrent point d'exemple. Il y a eu simultanéité entre l'accroissement des mariages et le ralentissement de la progression des naissances.

Cette double phase, qui se soutient sans interruption depuis l'année 1817, parcourt tout l'ensemble des quinze registres résumés page 97 de votre dernier Annuaire (celui pour 1834). Veuillez, Monsieur, recourir au tableau original, en vérifiant les chiffres qu'il faut traverser, sous peine de ne pouvoir saisir que confusément les conséquences qui en découlent.

Commençons par sommer ses diverses colonnes, afin d'en tirer les moyennes annuelles.

Registres de la France pour les quinze années 1817-31.

Naissances légitimes.	Naissances illégitimes.	Mariages.	Décès.	Excédant des nais. sur les décès.
13,579,038	1,024,551	3,564,381	11,768,515	2,835,074
Moy. des 15 ans. 905,269	68,303	237,625	784,567	189,005

Pour mieux se rendre maître de ce tableau, qui, dans ses cinq cases, contient tout ce qu'on connaît encore sur la marche actuelle de la population française, il est indispensable de le décomposer, afin d'en faire figurer les chiffres sous différens aspects.

Aussi vais-je diviser vos quinze registres en trois séries quinquennales, afin de présenter, en regard l'un de l'autre, le mouvement des cinq dernières années et celui des cinq premières ; unique moyen de juger s'il y a eu progrès ou recul.

Ce n'est point ainsi que procède le Bureau des Longitudes, qui ne donne, chaque année, que les rapports proportionnels de l'année même, prise isolément, et sans les accoler à ceux des années antérieures pour en faciliter la comparaison.

Tableaux synoptiques.

Moyenne des cinq années 1817 - 1821	Moyenne des cinq années 1827 - 1831.
Population en 1819 (1). . 3o,562,960	Population en 1829. 32,218,992

NAISSANCES.	RAPPORTS.	NAISSANCES.	RAPPORTS.
Légitimes. 889,518 } 953,638	1 sur 32,005	Légitimes. 904,864 } 975,160	1 sur 33,004
Illégitimes 64,120		Illégitimes 70,296	
Mariages. 212,814	143,061	Mariages. 253,742	126,097
Décès 762,021	40,010	Décès. 808,863	39,083
Excédant annuel des naissances sur les décès. . . . têtes 191,617		Excédant annuel des naissances sur les décès. . . . . têtes 166,297	
Proportion de l'accroissem.t annuel.	$\frac{1}{159}$	Proportion de l'accroissem.t annuel.	$\frac{1}{194}$
Période présumée du doublement. . . . . 111 ans.		Période présumée du doublement. . . . . 135 ans.	

Par cela même que la France ne possède encore de registres officiels et complets que pour quinze années,

(1) Afin de rendre intelligible au lecteur la corrélation de ces rap-

et qu'en les publiant, le Bureau des Longitudes a négligé jusqu'ici leur rapprochement, j'ai cru devoir les soumettre à ces épreuves comparatives, afin que cette

ports, je dois le prévenir que, bien que les miens diffèrent un peu, mais très-peu, de ceux du Bureau des Longitudes, les uns et les autres n'en sont pas moins arithmétiquement exacts. La différence vient de ce que le Bureau a établi les siens sur le chiffre *combiné* des dénombremens de 1820 et 1831, tandis que j'ai cru mieux faire de m'en tenir, pour les cinq dernières années, à celui de 1831 qui a constaté, dans le précédent, des omissions que j'évalue à environ un pour cent.

Il saute aux yeux que les *rapports proportionnels* entre les vivans d'une part, et les mariages, naissances et décès de l'autre, rapports dont la découverte est l'objet spécial de recherches semblables, étant basés sur le montant d'une population, se trouvent plus ou moins altérés, selon que son chiffre numérique est au-dessus ou au-dessous du vrai. Afin de m'en rapprocher le plus possible; en prenant, pour le premier des deux tableaux, le recensement de 1820, j'y ai donc ajouté 300,000 têtes; puis, en prenant, pour le second, le recensement de 1831, j'ai eu soin d'en retrancher les deux recrutemens qu'a reçus la population, en 1831 et en 1830; afin d'avoir son chiffre en 1829, année qui tient le milieu entre les cinq dernières dont il s'agit de déterminer les *rapports*, pour savoir s'ils se sont améliorés ou détériorés.

Sans ces avertissemens, le lecteur exercé, qui aura la précaution de contrôler mes deux tableaux synoptiques, ne saurait où j'ai pris, pour montant de la population, les deux chiffres auxquels se rapportent tous les autres.

Il ne comprendrait pas mieux pourquoi mes rapports des cinq dernières années diffèrent de ceux du Bureau des Longitudes, qui, en 1831, sont,

pour les naissances, tant illégitimes que légitimes, 1 sur 32,2 habit.

pour les mariages....................... 1 sur 131,4

première dissection fasse mieux ressortir, et d'emblée, leurs traits les plus saillans, savoir:

1° Que, bien que les naissances légitimes aient, d'une

pour les décès.... .... 1 sur 39,7
et pour l'accroissement annuel de la population.. ·$^1/_{169}$

En élevant la population numérique à un taux qui donne des rapports un peu différens, je ne prétends point avoir atteint son véritable chiffre, mais simplement m'en être rapproché autant que possible; et je crois plutôt l'avoir porté à son minimum qu'à son maximum.

Toutefois, comme cette addition de 300,000 têtes au recensement de 1820 a une apparence arbitraire, et l'est en effet, il convient d'exposer ici les données sur lesquelles elle repose.

La différence en plus, entre les deux dénombremens de 1820 et 1831, fut de têtes................................... 2,109,747
et l'excédant des naissances sur les décès enregistrés pendant les onze années dont il s'agit, fut de........ 2,015,885

D'où s'ensuit, qu'à l'exception de 93,862 des têtes recensées en 1820 et dont on a perdu la trace, le compte s'en serait retrouvé complet en 1831.

Est-il vraisemblable que le nombre des Français émigrés ou morts au dehors dans l'intervalle, et dont le décès n'a point été enregistré au dedans, ait pu être au-dessous de cent mille? Si l'on prend en considération les émigrations individuelles, tant aux îles que sur le continent de l'Europe, ainsi que les deux expéditions militaires en Espagne et à Alger, il paraît difficile que ce déficit n'ait pas été au moins quadruple et que sa non-apparition ne soit due à ce que le recensement de 1820 était incomplet.

En outre, quoique M. Périer, sous l'administration duquel fut effectué celui de 1831, ne jugea point à propos de faire imprimer, du moins pour le public, le rapport détaillé qu'il en fit aux deux Chambres, les fragmens qui parurent dans les journaux du temps, appuyèrent tous sur ce que ce dénombrement était aussi complet

période à l'autre, augmenté de 15,346, leur progression n'a point suivi celle de l'accroissement annuel et régulier de la population, qui est descendu de $\frac{1}{159\,\frac{1}{2}}$, à $\frac{1}{194}$ (1).

2° Qu'il y a eu état stationnaire, ou presque stationnaire, dans le chiffre de la mortalité proportionnelle. En

que l'avaient été peu les autres, et sur ce qu'il avait mis au jour des erreurs dont on était loin de se douter.

Singulière retenue, de la part d'un ministre auquel la France paraît redevable de ne point s'être alors précipitée dans une nouvelle guerre! Les chiffres qu'il consentit à publier, n'exhibèrent point celui qui sépare les recensés d'après les sexes. Ce mystère, inconnu partout ailleurs, tenait, sans aucun doute, au désir de cacher les ravages de la guerre, en refusant d'indiquer la différence entre les deux chiffres des têtes recensées dans les deux sexes, surtout pour la catégorie des hommes et des femmes au-dessus de 50 ans.

Que Napoléon eût soigneusement étendu un voile sur les chiffres qui lui firent connaître cette différence, rien de moins surprenant : mais que le gouvernement pacifique de Louis-Philippe ait cru jusqu'ici devoir en agir de même; rien ne prouve mieux combien se trompent les administrateurs qui, sous le régime de la publicité, croient encore aux avantages du mystère. La nouvelle dynastie a peu d'intérêt plus urgent que celui de dévoiler les destructions des guerres qui l'ont appelée au trône.

Je viens d'exposer, de mon mieux, les raisons qui autorisent à conjecturer que les omissions du recensement de 1820 ne purent être moindres de 300,000 têtes. Au surplus, si je me trompe à cet égard le seul inconvénient serait d'avoir diminué, pour la première période quinquennale, les *rapports* des naissances, mariages et décès, avec les vivans. Or cette diminution ne s'élevant pas même à *un centième*, mériterait peu de s'y arrêter.

(1) Voyez ci-après, quant à la progression des naissances illégitimes et des enfans trouvés, NOTICE SUPPLÉMENTAIRE N° 1.

réalité, il y a eu augmentation, mais si légère qu'elle paraîtra tout-à-fait insignifiante, en la comparant à ce qui se passe ailleurs.

3° Que la grande augmentation a porté sur les mariages, tellement progressifs qu'on n'en trouverait d'exemple que dans ce qui se passa en Prusse après la peste de 1709. Encore n'est-il pas inutile de relever ici une grave erreur de MM. Malthus, Say, et autres, qui ont cru lire dans Sussmilch que le nombre des mariages avait *doublé*. Les registres produits par le statisticien allemand, n'établissent autre chose si ce n'est que la proportion des mariages ne laissa pas d'augmenter d'abord après la peste ; ce qui s'explique de reste par le nombre de veufs et de veuves qu'elle dut laisser derrière elle, et rend raison en même temps de l'accroissement proportionnel des naissances. En France, au contraire ; de 881,572 (en 1817) le nombre des enfans légitimes n'est arrivé (en 1831) qu'à 915,298, tandis que la différence du nombre effectif des mariages entre les deux périodes quinquennales, se trouve être d'un cinquième en sus. Or, l'accroissement d'*un cinquième* à deux époques si rapprochées, ne laisse pas de présenter un phénomène d'autant plus rare que cette progression inusitée des mariages a été suivie d'un décroissement effectif, non dans le nombre *absolu*, mais dans le nombre *relatif* des naissances légitimes.

Le tableau que je vais associer à ceux qui précèdent, sera d'un genre nouveau. Afin d'élargir le cercle des idées, j'ai essayé d'y dresser un prospectus de l'état où se trouvera la population, si, d'ici à quinze ans, comme on peut le supposer, sans recourir à une hypothèse trop hardie , les mariages, les naissances et les décès viennent à suivre la même marche progressive et relative que de l'une à l'autre des deux périodes quinquennales.

Tableau anticipé pour l'année 1846.

Population en 1846. 35,034,243

			Rapports.
			un sur
Naissances légitimes. . . 930,942	illégitimes. . 80,786	1,011,728	34,062
Mariages.		323,306	108,036
Décès.		888,491	39,043
Excédant des naissances sur les décès		123,237	
Proportion de l'accroissement annuel.			$1/284$
Période présumée du doublement.			197 ans.

Bien qu'entièrement hypothétique, ce tableau m'a paru propre à raviver l'intérêt que méritent ces arides recherches , en montrant qu'elles peuvent aider les peuples à ouvrir le livre de leur avenir.

A la vérité, ce budjet anticipé pour l'exercice de l'an 1846, ne se réalisera sûrement qu'en partie , car il est hors de toutes probabilités que les mariages continuent long-temps à s'accroître d'une manière aussi rapide chez une population qui, entre toutes les autres à moi connues, a seule l'avantage de ne s'accroître que d'environ $\frac{1}{2}$ pour cent chaque année.

Pour se faire une idée de ce qu'a d'excessif leur progression toujours croissante depuis quinze ans , il suffira de deux observations.

La première , que les 253,000 mariages annuellement

enregistrés pendant la dernière période quinquennale , ont uni un peu au-delà de 500,000 conjoints.

La seconde, que la table de mortalité de Duvillard, admise encore par le Bureau des Longitudes , malgré les renseignemens que j'ai fournis pour établir qu'elle n'a jamais mérité cet honneur, pose en chiffres, qu'un peu au-delà d'une moitié des nouveau-nés disparaissent en France avant d'avoir atteint 21 ans. De cette table résulterait que , sur les 940,000 naissances annuelles , (chiffre qu'on peut admettre pour l'époque où naquirent les conjoints de celle où nous arrivons), à peine 470,000 individus survivraient à leur 21ᵉ année ; ce qui revient à dire que le nombre total des survivans de cet âge aurait été inférieur à celui des conjoints unis dans la dernière période. Je veux bien croire qu'une fraction de ces derniers sont des veufs ou veuves, qui auront convolé en secondes ou en troisièmes noces ; mais toujours est-il que, si la table de mortalité des Annuaires était aussi digne de foi qu'elle l'est peu, à peine resterait-il un individu de 21 ans en France, pour y recruter la classe des célibataires, dont M. Périer a cependant spécifié le nombre à 1,459,754 mâles au-dessus de 21 ans, et sans y inclure ceux âgés de plus de 60.

Il doit y avoir eu , Monsieur, dans cette progression soutenue des mariages, associée à un décroissement également soutenu dans la progression des naissances légitimes, quelques causes occultes qui mériteront d'être explorées à fond.

Plus d'un économiste s'étonnera de me voir annoncer sans effroi cet accroissement presque désordonné de mariages.

On ne saurait trop se défier des règles absolues.

Lorsque M. Malthus et son école se répandent en doléances sur les mariages inconsidérés ou trop hâtifs, ce
n'a jamais été contre le mariage en lui-même ; car, qui
pourrait mettre en doute que l'union légitime des deux
sexes ne soit l'un des premiers besoins de notre nature,
une institution indispensable aux peuples policés, celle
qui verse le plus de consolations sur la vie, un excitatif
pour les vertus privées et un puissant ressort des vertus
publiques? Quand nous nous plaignons de ce que les mariages sont trop nombreux, ou plutôt trop précoces, c'est
toujours, et uniquement, comme source d'un déborde-
ment d'enfans dont la plupart se voient condamnés d'a-
vance, ou à une mort prématurée, ou à la misère et
aux vices qu'elle traîne après elle. Toutefois, si l'on arrive jamais à découvrir un ordre de choses, sous les auspices duquel les mariages, tout en devenant plus nombreux, deviendraient moins précoces et par conséquent
moins féconds, les *anti-populationistes* seront les premiers à saluer la survenance d'un pareil régime comme
une nouvelle ère, également favorable au bonheur de
l'espèce humaine, à son aisance et à sa civilisation.

Mais ce nouvel ordre de choses, fondé sur la convenance et la possibilité de mettre des *limites volontaires*
à la fécondité des mariages, soulève une question d'une
si grande délicatesse, que, jusqu'ici, les économistes les
plus hardis n'osent guère y toucher que par des insinua-
tions détournées (1). Chose bizarre! Cette question si dif-

(1) Ceci exige toutefois une exception en l'honneur d'un écrivain

ficile à aborder, ne l'a encore été que par deux femmes, mais dont le nom seul rappelle les plus hautes sommités intellectuelles. L'une, Mad. de Staël, en entendant proposer des *primes* pour stimuler la fécondité des mariages, observa que l'infaillible et premier effet d'un pareil stimulant serait de dresser de *plus riches banquets à la mort* (1). L'autre, assise sur le trône d'un immense em-

qui ne perd pas une occasion d'exposer les souffrances morales et physiques auxquelles se condamne la classe pauvre, par ses excès de procréation. Il y a déjà long-temps que M. de Sismondi déplore l'existence de tant de familles surnuméraires qui *n'auraient point dû naître*, et il est, si je ne me trompe, le seul écrivain protestant qui se soit fait un devoir de dénoncer les doctrines excitantes de certains prêtres ultramontains, qui, dans leurs écrits, et même dans la chaire, reprochent aux époux de *tromper le vœu de la nature* en ayant moins d'enfans qu'ils ne pourraient en avoir. Il est en Italie, surtout dans la Calabre et dans l'ancien Samnium, tels de ces prêtres qui ne voient le *beau idéal* que dans la paroisse où toute femme en âge de gestation est enceinte ou nourrice, et souvent l'un et l'autre. Ce sont cependant ces mêmes prêtres qui tiennent les registres des cimetières et y inscrivent les légions d'enfans qu'y conduit leur beau idéal.

Malheureusement, la sympathie du célèbre économiste genevois pour les classes appelées à vivre de travaux manuels et qui manquent de travail ou de salaires proportionnés à leurs besoins, est si dominante, qu'elle a fini par lui inspirer une insurmontable aversion contre les machines destinées à remplacer les bras de l'homme. Tout en respectant les sources de sa nouvelle doctrine sur ce dernier point, il m'est impossible d'y souscrire.

(1) Peu de lecteurs soupçonnent que ces *primes* existent encore dans quelques pays, et personne ne releva, dans le temps, le singulier expédient auquel eut recours, en décembre 1819, le gouverne-

pire, y exprima ouvertement son vœu pour que les mariages de ses sujets devinssent moins prolifiques. Transcrivons les instructions de Catherine II. « Chez nos pay-
« sans, un seul mariage produit le plus souvent douze,
« quinze, et jusqu'à *vingt* enfans, dont il est RARE que le

ment sarde pour consoler les Génois de la perte de leur indépendance. Ce fut par des *Lettres Patentes* où ils lurent : « Nos sujets du
« Duché de Gênes, qui ont, ou auront à l'avenir, douze enfans légi-
« times et naturels, seront *exempts* pendant leur vie, de tous tributs
« et charges royales pour leurs biens, ainsi que de la contribution
« nobiliaire, etc. »

Chose non moins singulière ! A l'époque, déjà reculée, où le gouvernement sarde avait cru faire merveille en stimulant ainsi la procréation chez ses gouvernés ; une administration frontière, réputée l'une des plus éclairées de l'Europe, les patriciens de Berne embrassaient des mesures d'une excessive sévérité pour interdire le mariage à ceux de leurs ressortissans trop pauvres pour en soutenir les charges.

Qu'est-il résulté de ces mesures en sens contraire ? Que la population de l'État de Berne s'accrut bien davantage que celle des États sardes, et que la prime promise à Turin, prime jusqu'ici fidèlement acquittée, ne leur a point valu, je ne dirai pas quelques enfans, mais un homme de plus.

Ces sortes d'excitatifs à la procréation n'en répandent pas moins un vernis de paternité sur les gouvernemens qui y ont recours ; mais avant d'y applaudir, encore faudrait-il s'entendre sur l'espèce de population dont il s'agit d'encourager l'essor. Ne vise-t-on qu'à hausser, coûte que coûte, le chiffre des têtes recensées, sans égard à leur âge ?..... Une grande dissémination de misère pourra fort bien être la meilleure des primes. Si, par contre, on aspire à une population viable et vivace, comme celle de Montreux (ancien Canton de Berne), où les *quatre cinquièmes* des nouveau-nés arrivent à l'âge de se pré-

« QUART atteigne l'âge mûr. . . . . . Quel ne serait pas l'état
« florissant de la Russie, si l'on parvenait à détourner
« ou prévenir les progrès d'*un mal aussi funeste!* »

On serait presque tenté de croire que l'illustre souve-
raine avait discerné que la nation qui associe le plus grand

senter à la Table Sainte, le seul encouragement efficace sera la dif-
fusion de l'aisance.

Si la pension sarde n'eût été offerte qu'aux mères de familles qui
amènent à la virilité *six* enfans, sans en avoir perdu un seul, elle
aurait été mieux à son but, et vraisemblablement d'une manière
moins onéreuse pour le fisc.

Il faut pourtant que ces *primes*, destinées à provoquer un redoublement de naissances, aient quelque chose de bien spécieux, puisque
l'*Esprit des Lois* contient, en leur faveur, cet avis en droit : « De
« tout ceci il faut *conclure* que l'Europe est, même aujourd'hui,
« dans le cas d'avoir besoin de *lois* qui FAVORISENT *la propagation*
« *de l'espèce humaine.* » Liv. XXIII, Chap. XXVI.

Cette *conclusion*, qui ne découlait nullement des prémisses dont la
tira le célèbre publiciste, fut entr'autres appuyée par lui sur ce fait tout
au moins douteux : *Il y eut dans la plupart des contrées de l'Europe,
plus de peuple qu'il n'y en a aujourd'hui.*

On sait que Louis XIV avait promis aux familles prolifiques une
pension assez semblable à celle instituée dans les Constitutions sardes;
mais elle fut si vite oubliée que peu après, s'il faut en croire le
Duc de St. Simon, les financiers du Grand Monarque l'engagèrent
à frapper les mariages et les baptêmes d'un *impôt*, dont le résultat
fut que, pour s'y soustraire, on baptisait *sous la cheminée.*

Grand promoteur des primes, Napoléon, de son côté, promit
un beau jour à toutes familles françaises qui auraient *sept* enfans
mâles, d'en prendre *un* à la charge de l'État. Quant à lui, il tint
parole, mais comment?..... En les prenant tous les uns après les autres.

nombre de mariages possible à la moindre fécondité possible , aura la gloire de résoudre l'un des plus hauts problèmes de l'économie sociale. Nous avons vu qu'en s'y appliquant de leur mieux, les circonspects Normands se maintiennent dans un équilibre tellement contrastant avec ce qui se passe dans le grand empire, que la proportion de leurs enfantemens annuels n'est pas même de moitié aussi forte ; ce qui explique pourquoi celle des morts prématurées est double ou triple en Russie (1). Nous venons de voir qu'en France, où les mariages ont considérablement augmenté, la marche de la population s'est ralentie, sans cesser néanmoins d'avancer.

On eut dû, cependant, s'attendre à ce que tant et tant de mariages auxiliaires, additionnels et surajoutés aux mariages antécédens, auraient produit un surcroît de naissances dont le calcul n'est pas impossible. — Puisque les 1,064,072 mariages inscrits pendant les cinq années de la première période produisirent 4,447,589 naissances légitimes, les 1,268,711 mariages contractés pendant la dernière période, auraient dû, toutes autres choses égales, en produire 5,302,935. Elle n'en a cependant compté que 4,529,761.

(1) Voyez dans la *Bibliothèque Universelle* de Genève, mars 1833, un travail sur les *populations normandes*, destiné à servir d'introduction à celui-ci. Voyez aussi dans la même *Bibliot. Univ.* aux Cahiers de mars 1830, septembre et octobre 1833 , trois dissertions antécédentes sur la *mortalité proportionnelle*, auxquelles je serai appelé à me référer.

Je le répète, Monsieur, ce concours d'un ralentissement dans l'accroissement déjà si modéré de votre population, marchant de front avec une progression presque immodérée dans l'accroissement des mariages, est sans exemple dans les fastes d'aucun des peuples dont j'ai recueilli les registres.

Cette analyse de vos quinze registres de l'état civil, seules pièces qu'on possède pour étudier le mouvement de vos populations, le fait suffisamment connaître, pour introduire ici l'examen des deux dissertations scientifiques auxquelles ils ont donné lieu, et dont les auteurs ont passé, l'un et l'autre, à côté des phases que je viens d'indiquer, sans les apercevoir, ou sans en faire mention.

La première, qui porte le nom d'un des astronomes les plus distingués de l'Europe, M. Mathieu, réapparaît textuellement, depuis huit ans, dans chaque Annuaire, à la suite de ces mêmes registres dont elle présente le résumé en ces termes, p. 102.

« Puisque l'on compte une naissance pour 32,2 habi-
« tans et un décès pour 39,7, on aura :

$$\textit{Rapports} \text{ de la population} \begin{cases} \text{aux naissances.... } 32,2 \\ \text{aux décès........ } 39,7 \end{cases}$$

« C'est par ces nombres que l'on doit, en général, mul-
« tiplier les naissances et les décès pour reproduire la po-
« pulation. En la SUPPOSANT *à peu près stationnaire*, ce
« rapport 32,2 exprime aussi la durée de la VIE MOYENNE
« qui serait conséquemment de $32\frac{2}{10}$ ans. La table de
« M. Duvillard ne donne que $28\frac{3}{4}$ ans pour la durée de
« la vie moyenne avant la révolution. VOILA DONC une
« augmentation d'environ trois ans, qui doit provenir de

« l'introduction de la vaccine, et de l'aisance qui s'est ré-
« pandue jusque dans les classes les moins fortunées. Elle
« indique, dans la loi de la mortalité, un *changement*
« *favorable* qu'un grand nombre de *faits* ont déjà rendu
« sensible depuis bien des années, non-seulement en
« France, mais encore dans une grande partie de l'Eu-
« rope. »

Quoique les rapports proportionnels ci-dessus soient
arithmétiquement justes, comparés au dernier des quinze
registres connus, et aux deux dénombremens *combinés*
sur lesquels le Bureau des Longitudes les a établis, ils
ne laissent pas de prêter le flanc à plusieurs objections
solides, dont la principale tient à ce qu'ils n'avancent en
rien vers le grand but qu'on doit toujours avoir en vue,
celui de juger s'il y a eu recul ou progrès.

En laissant ainsi en arrière les quatorze précédentes
années, au lieu de les placer en regard de l'année 1831,
l'Annuaire a comme voilé, ou laissé dans l'ombre, l'accroissement merveilleux des mariages que personne ne soup-
çonnerait en lisant cette Notice.

En outre, quand elle articule qu'il y a eu *augmentation* d'environ *trois* ans dans la durée de la vie moyenne,
et que cette conquête récente est postérieure à la vaccine,
elle reproduit chaque année chez ses lecteurs l'impres-
sion naturelle que cet accroissement de vie est constaté
par l'ensemble des quinze registres dont l'auteur résume
chaque année les principaux résultats.

Or, son propre résumé va nous apprendre que le chiffre
mortuaire n'a cessé d'aller en empirant, quoiqu'à la vérité d'une manière trop insensible pour mériter d'être ici

relevée, n'était que cette même Notice académique se termine par l'annonce positive d'une amélioration.

A partir de 1824, où son auteur reconnut la convenance de faire ressortir le chiffre mortuaire de chaque année, il l'a régulièrement et spécifiquement présenté dans ses tableaux intitulés, *Élémens annuels de la population*, et dont voici la série.

1824 un décès pour 38,998 habitans.
1825... 39,785
1826............. 39,423
1827............. 39,000
1828............. 39,100
1829............. 39,070
1830............. 39,070
1831............. 39,070

Voilà donc, depuis huit ans, une augmentation de mortalité, faible si l'on veut, et presque insignifiante ; mais qui valait la peine d'être mentionnée, ne fût-ce que pour tenir en garde ceux des lecteurs qui, sur la foi de cette même Notice, et sans consulter les chiffres qui la contredisent, ont cru et dû croire à une diminution récente dans la mortalité proportionnelle (1).

Sous quelque point de vue qu'on envisage le bilan des quinze registres, il est impossible de ne pas y reconnaître un *déficit* de vie. Encore une fois, je me plais à conve-

____

(1) Cette inexactitude mérite surtout d'être relevée, parce qu'elle s'est glissée dans un ouvrage éminemment précieux pour les sciences exactes, et à tous les chiffres duquel il importe qu'on puisse accorder une confiance implicite.

nir qu'il est très-faible, et surtout à en trouver la compensation dans le *déficit* bien supérieur des enfantemens, lequel ne laisse pas néanmoins de rendre l'autre plus fâcheux, en montrant que cette réduction dans la fécondité n'a point encore produit tous les fruits qu'on est en droit d'en attendre; mais je regrette qu'après avoir si bien mesuré le premier de ces déficits, la Notice l'ait effacé et changé en *surplus*, par deux moyens.

L'un, en exhumant la vieille Table de mortalité, dressée, il y a cinquante ans, par M. Duvillard de Genève, et sur laquelle on essaie de bâtir aujourd'hui l'hypothèse d'une augmentation *d'environ trois* ans dans la vie moyenne, sans considérer que cette table imaginaire ne mérite aucune espèce de confiance (1). Encore, à cette hypothèse gratuite, la Notice a-t-elle joint le correctif qui la renverse, savoir que, pour que la Table de Duvillard eût adjugé 28¾ ans de vie moyenne aux Français, il fallait supposer que leur population fût *à peu près stationnaire*; ce qui était aussi loin d'être le cas alors qu'aujourd'hui, où les quinze derniers registres témoignent un excédant de 2,835,074 naissances sur les décès. Je ne vais cependant point jusqu'à repousser tout accroissement de vie moyenne pendant le cours de vos révolutions; car je me prépare à en fournir ci-après les indices; mais je me borne à observer ici que, s'il a eu lieu, il doit nécessairement avoir été antérieur à la restauration.

(1) Voyez *Notice supplémentaire* à ma dernière dissertation; *Bibl. Univ.* Octobre 1833.

L'autre moyen consiste à le rendre plus croyable en affirmant qu'il s'est manifesté simultanément, et par un grand nombre de *faits*, dans une *grande partie de l'Europe*. Quand ces faits y seraient aussi nombreux que vrais, ils n'en seraient pas moins controuvés pour ce qui concerne la France, dont les registres postérieurs à la restauration attestent un changement en pire dans le chiffre mortuaire.

Et quant à ce qui se passe dans le reste de la chrétienté; j'ai la douleur d'annoncer à M. Mathieu que, loin d'avoir découvert, jusqu'ici, dans les états de populations qu'on y publie, aucune trace du *changement favorable* dont il la félicite; tous ceux que j'ai réussi à recueillir sur l'Italie, l'Allemagne et la Russie, sans même en excepter la Grande-Bretagne, témoignent un changement *défavorable*, et bien autrement défavorable qu'en France.

La seconde dissertation sur les registres de l'Annuaire français, est consignée dans l'ouvrage où M. Ch. Dupin donne à entendre que le *changement favorable* l'est deux à trois fois plus que ne l'ont supposé les membres du Bureau des Longitudes. « Il y a quarante ans « que la vie moyenne en France n'était pas estimée à « 28 ans. Elle *surpasse* aujourd'hui 36 ans (1). Le nom-

(1) L'auteur en a retranché quelques mots dans un discours prononcé, le 30 avril 1831, à la séance publique des quatre Académies de l'Institut. On y lit : « Ce bien-être croissant du peuple fran- « çais depuis cinquante années, nous en reconnaissons l'effet dans « l'accroissement de la *vie moyenne*, laquelle était, en 1780, de 28,40,

« bre des naissances ne s'est pas *accru sensiblement* ; mais
« le nombre des morts a *prodigieusement diminué !*

Le prodige va s'évanouir, si l'on prend la peine d'en comparer le nombre pendant les cinq dernières années, où leur moyenne a été de 8o8,863 , avec celui des dix années de M. Necker , qui l'établissait à 818,491 . Cette di-

et en 183o, de 35,34.

« *Voilà* donc, en un demi-siècle, la vie moyenne des Français,
« augmentée de 7 ans, c'est-à-dire, du quart de *l'existence moyenne*
« en 1780 ! »

Sept ans d'augmentation de vie moyenne, dans le court intervalle d'un demi-siècle, et au milieu de tant de circonstances adverses où la révolution avait plongé la France !

Il y a ici double méprise.

La première est excusable, en ce qu'elle est basée sur le malencontreux passage où M. Necker admit que de son temps il mourait annuellement, en France, un individu sur 29 3/5 vivans; erreur qui, par parenthèse, était si peu celle de ce ministre, qu'on verra dans la suite qu'il était vraisemblablement l'homme du royaume qui croyait le moins à ce chiffre meurtrier, dont l'admission lui fut imposée par des autorités qu'il n'était pas en son pouvoir de combattre.

La seconde méprise consiste à s'être figuré que la *vie moyenne* d'un peuple doit augmenter dans le même rapport que diminue sa mortalité proportionnelle. Le savant écrivain a oublié que cette *vie moyenne* dépend d'une foule d'autres élémens, dont le principal se tire, moins du nombre des décédés que de leur âge.

Au surplus, la méprise de M. Dupin a été jusqu'ici partagée par une foule d'hommes éclairés, et se prolongera aussi long-temps que le chiffre mortuaire transcrit par M. Necker n'aura pas été victorieusement renversé; ce à quoi je m'engage.

On m'assure que le publiciste qui s'est fait une réputation si méri-

minution de 9628 décès n'a certes rien d'assez *prodi-gieux* pour en déduire un accroissement d'un QUART dans l'*existence moyenne* des Français.

Quant aux naissances, dont le nombre, d'après M. Dupin, ne *s'est pas sensiblement accru*, le fait est incontestable, puisque leur moyenne, aujourd'hui de 975,160, s'élevait en commune à 963,307, pendant les cinq dernières années des dix dont M. Necker fit dresser un tableau, qui n'embrassait alors, ni la Corse, ni le Comtat d'Avignon (1).

tée par son bel écrit sur le mouvement commercial et naval de la Grande Bretagne, abandonne franchement aujourd'hui plusieurs de ses propositions sur le mouvement des populations françaises. Je n'attendais pas moins d'un esprit aussi distingué, et il me tarde d'apprendre qu'il retracte expressément son *vœu* de voir celle de son pays atteindre le *premier degré d'accroissement*. Ce vœu, proclamé dans un ouvrage qui a obtenu en France une immense popularité, est de nature à y laisser des impressions durables. L'homme que ses talens portent à la carrière administrative, ferait acte de sagesse et de patriotisme en saisissant quelque occasion de reconnaître que cet imprudent souhait lui avait échappé dans un moment d'irréflexion. J'ai la vanité d'y compter.

Le domaine de cette discussion est encore si neuf et semé de tant d'écueils, que j'ai une méprise, pire encore à reprocher à l'un des ministres actuels de la France, ministre dont elle est en droit d'attendre de longs services en raison de son âge et de ses lumières. Quand je reproduirai ces cinq mots sortis de sa plume, *Les batailles ne dépeuplent pas*, et que je démontrerai l'erreur du prétendu chiffre mortuaire qui les lui dicta, je tiens pour certain qu'il se fera un devoir de les effacer, comme l'une de ces expressions où le feu de la composition entraîne souvent les écrivains de sa nation.

(1) En ne les portant qu'à 940,935, pour l'année commune des

Peut-être allez-vous être surpris d'apprendre, Monsieur, qu'en raison même de ce que les naissances sont retombées aujourd'hui à leur ancien taux (celui des cinq années 1776 à 1780), état stationnaire qui cause les regrets de M. Dupin, j'opine à admettre que la *vie moyenne* des Français s'est accrue dès lors et peut osciller entre 30 et 32 ans ; mais je me range à cette conjecture, par des raisons toutes différentes des siennes, et qui n'ont rien à dé-

dix, l'ex-ministre observa qu'en tirant une induction du nombre des naissances pendant les cinq années les plus rapprochées (et dont la commune était de 963,207), on se forme une idée plus juste de la population qu'en prenant la moyenne proportionnelle des *dix*. « Je suis *fermement persuadé*,» ajoutait-il, «qu'aujourd'hui, dix-huit mois après la paix (1784), les naissances du royaume, y compris la Corse, s'élèvent à PLUS D'UN MILLION. » *De l'Adm. des Fin. de la France.*

Cette *ferme persuasion*, que M. Necker n'aurait sûrement pas professée sans des données qu'il jugeait suffisantes, atteste que les naissances ont effectivement diminué depuis le règne de Louis XVI. Mais ce qu'elle atteste surtout, c'est que la France avait, à cette époque, une tendance rapide vers leur exhaussement. Le contraste qui l'a remplacée a ceci de remarquable, que le relevé sur lequel M. Necker fonda sa *persuasion* que les naissances montèrent en 1784 à *plus d'un million*, n'embrassait de son temps, ni l'Avignonais, aujourd'hui département de Vaucluse, ni les enfans morts avant le baptême. De pareilles données autorisent à croire qu'avec une population d'environ un quinzième inférieure à ce qu'elle est aujourd'hui, le royaume comptait alors tout au moins un quinzième d'enfantemens en sus. Voilà le *recul*, ou plutôt le PROGRÈS, dont on ne saurait trop féliciter la France. Si la plupart de ses statisticiens se sont coalisés jusqu'ici pour le couvrir d'un voile, c'est qu'ils en sont encore à considérer tout décroissement dans les naissances, comme preuve d'un *decrescendo* dans le principe de force nationale.

mêler avec les deux multiplicateurs erronés de M. Necker, auxquels il se réfère exclusivement.

Je m'y range sur la foi des quinze registres officiels, qui ont enfin fait connaître, et avec précison, aux Français, que les deux vrais rapports entre le nombre de leurs naissances et de leurs décès, comparé au nombre des vivans, sont aujourd'hui $\frac{1}{33}$ et $\frac{1}{40}$. Ces deux rapports se sont trop uniformément soutenus depuis la paix, pour ne pas admettre que leur vie moyenne est plus longue que ne l'avait estimée Duvillard.

J'admets de même avec M. Mathieu, que depuis une cinquantaine d'années, elle peut s'être prolongée de deux à trois ans ; mais cette seconde concession n'a rien à démêler non plus avec la table apocryphe de Duvillard, sur laquelle il se fonde. Mes données reposent sur ce fait patent, qui domine toute la matière, et présente la solution des problèmes qui l'embarrassent.

Bien qu'effectivement accrue de deux à trois millions de têtes, la population de l'ancienne France se maintient, se renouvelle et accomplit aujourd'hui son mouvement régulier, avec un nombre de naissances fort inférieur et avec un nombre de décès égal, ou à peu près égal à ce qu'il était sous Louis XVI.

Si ce fait est incontestable, il doit y avoir eu dès-lors accroissement, par le concours d'une diminution simultanée dans les décès et dans les enfantemens.

Mais à quelle époque assigner la survenance d'un changement si favorable ? Cette question est d'autant plus ardue que les registres de 1817 à 1831 viennent de nous apprendre que, s'il s'est réalisé, il doit avoir été antérieur à la restauration, puisque ces quinze années n'y ont participé en rien, du moins quant aux décès.

Je ne balance pas à en décerner l'honneur, en partie au règne de Napoléon et en partie à celui de la Terreur. C'est à cette époque de sanglante mémoire que se réalisa l'étrange pronostic de M. Necker : *La crainte d'être père sera peut-être l'un des maux de l'avenir.* Nous avons sur son accomplissement, non moins étrange, ce témoignage du Préfet du Gers : « Jamais on ne vit autant d'enfans trouvés : la plupart sont *morts de misère.* Les mariages ont été moins nombreux. On a *craint* pour sa postérité, les *malheurs* dont on était soi-même la *victime.* »

Et la corroboration de ce témoignage se tire du premier registre général, dressé par M. Herbin. En l'an IX (1801—1802), où le bras libérateur de Buonaparte, Consul, avait déjà comprimé l'anarchie, les naissances se trouvèrent réduites, dans l'ancienne France, à 857,579 et les mariages à 182,466. Ce fut bien, à la vérité, pour se relever en 1805 ; mais ce fut aussi pour redescendre vers le milieu de l'ère impériale. Malheureusement, tout ce qu'on en sait, se tire des trois seuls registres que j'aie pu réussir à me procurer, ceux de l'an IX, de 1805 et de 1811, dont voici le relevé.

	Naissances	Mariages.	Décès.	Excédant des naissances.
An IX. 1801-2	857,579	182,466	737,429	120,150
1805	954,506	218,159	811.717	142,789
1811	930,760	201,555	759,381	171,379

Excéd. des naiss. de ces 3 années sur les décès du dedans 434,318 (1)

(1) Voyez la *Notice supplémentaire* à mon travail sur la Nor-

On en saura davantage lorsque les treize registres, encore inconnus, y compris celui de 1816, compléteront les quinze publiés depuis 1817. Mais, quoiqu'isolés, les trois documens ci-dessus suffisent pour qu'on puisse regarder comme à peu près certain, que de 1801 à 1810, le surplus des naissances sur les décès du dedans ne s'éloigna pas de *deux millions*, et effectua l'amortissement des dettes de la guerre en hommes durant ces seize années. Ce fait, qu'on serait encore en mesure de vérifier, mettra fin à toutes controverses sur le prétendu accroissement de la population française pendant le consulat et le règne de Napoléon.

Et ici, Monsieur, permettez-moi de vous représenter que vous rendriez un éminent service à votre pays, en vous chargeant de l'investigation qui révélera s'il est vrai, comme l'a dit M. Dupin, que la France sortit *plus peuplée* de ses guerres *dévorantes*.

Votre réputation et vos services dans le département dont vous vous êtes si utilement emparé, vous placent, Monsieur, de manière à ce que les Ministres de la nouvelle dynastie, ne vous refusent point les treize mystérieux registres dont l'analyse serait si facile. Loin d'y avoir aucun intérêt, elle a plutôt un intérêt contraire ; car, bien qu'elle ne soit pas en mesure de refuser des statues à la vaillance du Grand Capitaine, elle n'en est que plus intéressée à désenchanter ses anciens admi-

mandie, où j'ai établi l'authenticité de ces trois documens, et recueilli tous les recensemens qui ont eu lieu en France depuis le commencement de ce siècle. *Bibl. Univ.*, mars 1833.

rateurs en leur montrant ce que coûta le règne de la *gloire*.

Seulement dois-je vous prévenir qu'en entreprenant le dépouillement de ces registres, vous les trouverez tous inachevés, à la seule exception du premier, celui de M. Herbin, qui devait servir de modèle aux autres (1).

Quand son travail, dressé trimestre par trimestre, témoigne qu'encore en 1801 et 1802, où l'anarchie était déjà terrassée, les naissances restèrent d'*un neuvième* inférieures à leur nombre sous le premier ministère de M. Necker, on ne saurait raisonnablement mettre en doute que ce nombre n'eût été bien plus réduit pendant le régime de la Terreur. Aussi est-ce à celle-ci que je crois pouvoir tracer la première tendance du gros des Français à s'effrayer d'une trop nombreuse progéniture. La perte de tant de fils, enlevés coup sur coup à leurs familles par les levées en masse, suivit de si près leur départ, qu'il ne saurait y avoir rien d'étonnant à ce que les amers

---

(1) Dans celui de 1811, cinq départemens sont restés en blanc, vide facile à remplir par le même procédé auquel a recours, en pareil cas, le Bureau des Longitudes. Chose singulière ! Le registre de 1805 (XIII) est demeuré incomplet pour quelques départemens, auxquels il manque les trois premiers mois de l'an XIV et le relevé de ce que l'on appelait *jours complémentaires*. Cet ancien registre n'était point encore mis en ordre à l'époque où le soldat couronné abdiqua la couronne. De semblables lacunes indiquent assez qu'il ne se faisait point montrer ces documens ; indifférence d'autant plus surprenante qu'ils étaient pour lui l'unique moyen de découvrir ce qu'il pouvait attendre des futures levées conscriptionnelles, pivots de sa puissance.

souvenirs qu'elle laissa derrière elle , eussent fini par
opérer dans le chiffre des naissances quelque réduction,
devenue permanente , à mesure que les bienfaits pra-
tiques de cette retenue eurent conduit les Français à en
apprécier les avantages et à en contracter l'habitude.

Or, toute réduction dans les naissances est l'infaillible
précurseur d'une forte réduction dans les décès au premier âge.

Et si la crainte de *devenir père* , née des premières
tourmentes de la révolution , s'est changée ensuite dans
celle d'avoir des enfans assez nombreux pour devenir
une surcharge à leurs familles , à la société et à eux-
mêmes ; cette crainte tutélaire , due à l'une des plus
horribles calamités qui eût jamais pesé sur un peuple ,
peut, et doit l'avoir mis sur la voie d'imiter les circonspects Normands. Il le faut bien, puisqu'on verra ci-après
qu'il est maintenant celui de l'Europe qui compte le
moins de naissances , sans même en excepter les Anglais.

Ou je me trompe, Monsieur, ou des deux réductions
dont je cherche l'époque, celle survenue dans le nombre
des naissances se rattache au régime de la Terreur, et celle
survenue dans le nombre des décès du dedans, au consulat de Buonaparte.

Le plus glorieux de ses triomphes sera toujours celui
d'avoir mis instantanément et radicalement fin aux dis-
cordes civiles. La cessation inespérée des réactions révo-
lutionnaires et le bienfait de la paix d'Amiens, rame-
nèrent, comme par magie, les Français au travail et au
bien-être , son inévitable cortège. Le registre de 1805,

atteste un excédant de 142,899 naissances sur les morts du dedans, et quatre années seulement après le registre d'Herbin, les mariages de l'ancienne France s'accrurent de 182,466 à 218,159! Cet accroissement, plus rapide encore que celui dont nous sommes témoins depuis la Restauration, a ceci de remarquable que, bien que la tige humaine eût été émondée de façon à produire des jets extraordinaires, les naissances n'en reçurent aucun accroissement durable, et ne se sont point encore relevées à leur ancien niveau sous M. Necker, qui, comme on l'a vu, les supputait à *plus d'un million.*

Les Français en furent surtout redevables au bienfait de la paix générale, qui, pendant sa courte durée, les rendit aux arts utiles dont les occupations sédentaires font à l'homme un besoin si impérieux de devenir chef de famille. Le libérateur qui, en leur rendant l'exercice du culte religieux, les avait arrachés à l'anarchie et à une administration dégradée et dégradante, était devenu leur *étoile polaire.* Tous les partis se réunissaient pour seconder ses pacifiques projets, car on les croyait tels alors, malgré la prompte rupture du traité d'Amiens, dont la nation n'accusa que ses rivaux d'outre-mer. Avec la double faculté, qu'elle possède si éminemment, d'oublier et d'espérer, elle se mit à rêver l'âge d'or, sans se donner le temps d'étudier le caractère du triomphateur auquel elle abandonnait ses destinées.

En 1805, et quoique éclaircie par les catastrophes des douze années précédentes, cette population n'en fournit pas moins, ou à peu de chose près, le même contingent de naissances, de mariages et de décès (les

derniers ne comprennent pas, il est vrai, ceux du dehors),
qu'elle avait fourni vingt-cinq ans auparavant, savoir :

	Naissances.	Mariages.	Décès.
Année 1805.	954,506	218,159	et 811,717
au lieu de . . .	963,207	213,774	818,491, mo-

yenne des cinq années de 1776 à 1780, dont M. Necker
avait fait dresser les tableaux.

Tant les brèches faites aux populations civilisées, trouvent, sous les auspices de l'ordre social, un stimulant pour
se réparer avec vitesse !

Cette vitesse tient à ce que les guerres laissent derrière
elles beaucoup de places vacantes à remplir ; mais voilà
tout ce qu'il y a de vrai dans cette hérésie toute récente
et sur laquelle je serai appelé à revenir : *Les batailles ne
dépeuplent pas.*

Si ensuite, et peu après la rupture du traité d'Amiens,
l'allure des naissances et des mariages se ralentit de nouveau, ce ne fut pas tant par la crainte de *devenir père*,
comme sous le règne de la Terreur, que par celle d'élever
des enfans que la conscription mettait régulièrement en
coupes réglées et ne laissait à la charge de leurs familles
que pour s'en saisir au moment où elles commençaient à
utiliser leurs services.

En revanche, les levées incessantes d'hommes de guerre,
levées qui arrachèrent successivement à leurs foyers les tra-
vailleurs les plus valides, durent augmenter la demande
et le prix du travail, ainsi que l'aisance des classes qui en
vivent. Ces classes apprirent à satisfaire quelques nouveaux besoins, et contractèrent des habitudes de propreté,
d'indépendance et de dignité qu'elles conservent. Bien

que forcé, ce nouvel état de choses dut produire un décroissement quelconque dans leur chiffre mortuaire, conjecture en harmonie avec les rapports des voyageurs, qui, quoique pleins d'exagérations, ne laissaient pas de contenir un fond de vérité.

Tel est, Monsieur, l'ensemble des circonstances qui me conduisent à admettre que, par le concours d'une légère diminution dans les naissances et d'une diminution correspondante dans les décès du dedans, la *vie moyenne* des Français peut s'être prolongée d'un ou deux ans pendant l'interrègne des Bourbons.

S'il en est ainsi, jamais conquête aussi précieuse n'a été plus chèrement achetée.

Une fois qu'il est constaté qu'à la suite d'un recrutement de deux à trois millions de têtes, la population de l'ancienne France marche aujourd'hui avec un nombre de naissances et de décès égal, ou à peu près égal à ce qu'il était vers le milieu du règne de Louis XVI, cet heureux et nouvel état de choses me paraît inexplicable, à moins d'admettre que les naissances aient diminué d'environ $\frac{1}{32}$ et les décès d'environ $\frac{1}{40}$.

Ce ne sont là que des conjectures, allez-vous dire, Monsieur. Tout au moins, pour sortir du vague, faudrait-il les appuyer sur quelque document de nature à faire présumer que la proportion des naissances était d'environ $\frac{1}{34}$ sous M. Necker, et celle des décès d'environ $\frac{1}{58}$. Encore resterait-il à se demander comment un homme aussi judicieux put se tromper au point de ravaler ces deux proportions à $\frac{1}{25\,^3/_4}$ et à $\frac{1}{29\,^3/_5}$.

J'ai fait, Monsieur, beaucoup de recherches sur ces deux points, et n'ai fini par fixer mes idées qu'à l'aide d'un document qui ne sera sûrement pas sans influence sur les vôtres.

Il faut savoir que le chapitre où M. Necker exposa ses incertitudes sur les deux proportions, inspira à quelques administrateurs du dehors, le désir d'apprendre ce qu'étaient celles de leurs administrés. La Cour de Turin, entr'autres, ordonna à cet effet, un recensement général dans sa province de Savoie et une enquête scrupuleuse sur le mouvement régulier de ses habitans.

Quoique cette enquête, entreprise et conduite sans bruit, fût achevée en 1789, ses résultats n'ont été mis au jour que vingt ans après, par le Préfet du Mont-Blanc, qui, en retrouvant dans les bureaux de Chambéry les pièces de ce travail, se fit un devoir de le faire connaître comme un modèle en son genre.

J'en tiens les résultats pour à peu près décisifs dans la difficulté qu'il s'agit de résoudre. Les deux proportions découvertes en Savoie, vont, si je ne me trompe, nous donner le mot de l'énigme.

Observons, Monsieur, qu'elles appartenaient à une province qui, quant à son climat, son sol, ses productions, les mœurs de ses habitans, leur religion et leur répartition entre les villes et les campagnes, a d'intimes affinités avec la France prise en masse. Tout au plus, pourrait-on dire que les Savoyards sont en général moins avancés dans les arts utiles, et plus dépourvus des *commodités* de la vie, que le peuple français. Mais ce sera là une raison additionnelle pour en inférer qu'il était comme impossible que son chiffre mortuaire fût alors pire que le leur.

« En 1789 , » dit le Préfet du Mont-Blanc (M. de Verneilh), « le rapport des naissances était à la population « totale, comme 1 à 32,57, et le nombre des morts (non « compris les militaires) comme 1 à 37,21 (1) »

Bien certainement, si lors des évaluations fantastiques de M. Monthion, auxquelles M. Necker ne souscrivit qu'avec tant de répugnance, et comme il le dit lui-même, pour ne point trop s'écarter des *idées communes*, il avait pu connaître ce qui se passait si près de lui, il n'eût pas hésité à approprier à la France deux multiplicateurs semblables à ceux de la Savoie. Or ceux-ci lui auraient révélé une population effective d'environ 30 $\frac{1}{2}$ millions en 1775, milieu de la période décennale qu'embrassaient ses registres des naissances et des décès.

940,935 naissances (moyenne des *dix* années), multipliées par 32,57, lui auraient indiqué 30,646,263 têtes.

Et 818,491 décès, multipliés par 37,21, lui en auraient indiqué 30,456,050 (2).

(1) *Statistique du département du Mont-Blanc* ; par M. de Verneilh, p. 259. In-4°.

(2) Tels sont les deux chiffres, sur le raprochement desquels je me crois fondé à poser en fait que la population française se trouve accrue d'environ un *quinzième* depuis la convocation des États-Généraux

Ma conjecture est que, si le premier dénombrement qui eut lieu en 1801, à la clôture du règne de la Terreur, n'eût point contenu d'omissions, l'ancienne France, qui ne présenta que 28,700,000 recensés, en aurait présenté 29 $\frac{1}{4}$ millions, nombre à peu près égal à celui qu'elle conservait encore en 1815, époque de la seconde abdication de Napoléon.

D'où resulte; 1° que le régime de la Terreur causa un déficit

Ni l'un ni l'autre de ces deux chiffres ne ressemblent à celui de 24,800,000 têtes, auxquelles M. Necker réduisit, en 1785, la population du royaume.

Mais laissons les deux multiplicateurs si malencontreux, qu'il n'adopta que parce qu'il lui était, en réalité, interdit d'en adopter d'autres, et transcrivons de son Traité sur l'administration des finances, la belle page où il devança de plusieurs années les théories de M. Malthus.

« Il est un mal existant dont on ne doit point se dissimuler les funestes effets, c'est la grande misère du peuple des campagnes, et je dois faire ici une observation d'une véritable importance. On voit le nombre des naissances surpasser le nombre des morts, et l'on a lieu d'être tranquille sur l'état de la population du royaume ; mais il

de plus d'un million de têtes. — 2° Que sous l'administration de Napoléon, il n'y eut ni déficit, ni surplus. — 3° Que si le recensement de 1831, qui a compté 32 ½ millions d'habitans, est aussi complet qu'on l'assure, cette population se trouve d'environ *un quinzième* plus nombreuse qu'au début du drame révolutionnaire.

Ces résultats sont peu en accord avec ceux qu'avaient annoncés, et toujours sans contradicteurs, les presses impériales, en affirmant que la population de l'ancienne France n'avait cessé de s'accroître pendant le cours de ses guerres.

Mais aujourd'hui que les quinze relevés des Annuaires témoignent que depuis la paix, et malgré ses bienfaits, ce royaume ne s'est pas même recruté de *trois* millions d'habitans ; ceux d'entr'eux qui prennent intérêt à l'éclaircissement de ce point historique, doivent apprécier les hyperboles à l'aide desquelles le ministère impérial réussit à faire croire qu'après avoir comblé, pendant la guerre, les brèches de la guerre, l'ancienne France obtint en outre un recrutement effectif, double de celui qu'indiquent ses registres de paix.

ne faut point perdre de vue que cette population, *selon qu'elle est différemment composée*, n'a pas la même influence sur le *bonheur* et sur *la force des États*. »

« Que dans un pays, le plus grand nombre des habitans jouissent à peine d'un étroit nécessaire ; entraînés cependant par les plaisirs des sens, ils auront *peut-être* le même nombre d'enfans que s'ils vivaient dans l'aisance ; mais après avoir fait quelques efforts pour les élever, trop pauvres pour leur donner ou une nourriture suffisante, ou des secours dans leurs maladies, la plus grande partie de cette génération ne passera pas l'âge de trois ou quatre ans ; et il se trouvera que, dans un tel pays, le nombre des enfans en *bas âge* sera constamment dans une *proportion trop grande*. Alors un million d'individus ne présenteront ni la même *force* ni la même *capacité de travail*, qu'un pareil nombre dans un royaume où le peuple est moins misérable. »

Capacité de travail !... Assortiment convenable des *âges !*... Voilà ce qui s'est écrit de mieux sur le mouvement des populations. Le *bonheur* des peuples et la *force* des États dépendent, en première ligne, de la *différente* manière dont les populations sont *composées*, du nombre plus ou moins *disproportionné* d'enfans qu'elles ont à leur charge et qui arriveront ou n'arriveront pas à l'âge des forces... Ce sont là autant d'idées mères. Elles épuisent en quelque sorte le sujet.

Les deux seules critiques fondées dont soit susceptible cette admirable allocution, sont les suivantes.

En premier lieu, M. Necker n'y fit point assez ressortir les dangers d'une trop grande fécondité, ni la grande fécondité de la misère, si l'on peut s'exprimer ainsi. Au lieu de dire que des peuples misérables auront PEUT-ÊTRE *un même nombre d'enfans que s'ils vivaient dans l'aisance*, il aurait dû poser en fait qu'ils en auront CERTAINEMENT davantage, et par cette raison, que plus ils sont misérables, plus il en meurt, et que plus il en meurt, plus ce vide en fait renaître d'autres qui tardent peu à suivre leurs aînés dans la tombe. Partout, le pauvre éprouve un entraînement presque irrésistible vers le mariage et la paternité, deux liens dont son isolement lui fait sentir le besoin. Aussi est-ce à cause de cette aptitude en quelque sorte forcée, des classes basses, à mettre au monde enfans sur enfans, que Rome les appela PROLÉTAIRES, *ad prolem generandum.*

Ad. Smith n'a donné à cette grave question que peu de lignes, mais tracées avec une sensibilité exquise (1):

(1) *Poverty, though it, no doubt, discourages, does not always prevent marriage. It seems even to be* favourable to generation.... *But, though poverty does not prevent the generation, it is* extremely unfavourable *to the rearing of children. The tender plant is produced, but in so cold a soil and so severe a climate,* soon withers and dies.... *This great mortality, however, will every where be found chiefly among the children of the common people, who cannot afford to tend them with the same care as those of better stations. Though their marriages are generally more fruitful than those of the people of fashion,* a smaller proportion *of their children arrive at their maturity.* » Wealth of Nations. B. I. Ch. VIII.

Une enquête parlementaire, instituée en 1825, a corroboré ces témoignages par ce fait qu'a avancé M. Finlaison.... *It appears that mortality among infant life (taken* EXCLUSIVELY *among the* lower orders *in London) is so great, that of every* 1000 *births, only* 542 *are alive at the time of the mother next lying in.*

son contraste entre la fécondité relative des mères parmi les classes inférieures ou supérieures, et la mortalité proportionnelle des enfans auxquels elles donnent le jour, n'est autre que celui que présentent respectivement les différens peuples, selon que les masses s'y trouvent plus ou moins plongées dans la misère ou élevées vers l'aisance. Reste à savoir comment le père de l'économie politique a pu se dispenser de développer lui-même ce texte. Si l'on ne saurait nier que les bras sont un des capitaux indispensables à la création des richesses, il semble qu'un examen du danger de créer des producteurs au-delà

Ce fait, s'il est exact, explique et rend croyable celui rapporté par le Comte Balbo sur les villes du nord de l'Italie, où il dit s'être assuré que dans leurs faubourgs, principalement habités par les gens de peine, $^{66}/_{100}$ des nouveau-nés n'y existent plus au bout de sept ans.

De pareils témoignages méritent d'être réunis à ceux recueillis par M. le Dr. Villermé; mais ils méritent surtout d'être médités par tant de gens qui croient encore que de nombreuses fourmillières d'enfans sont un principe de force, une source d'aisance, une preuve irréfragable de prospérité.

Encore si ce n'était que le vulgaire qui adoptât de pareilles croyances. Mais il existe des États où elles sont ouvertement prêchées, et comme principes conservateurs, par les administrations elles-mêmes ! Il y a environ sept ans que les presses de Venise publièrent une Statistique Officielle, où les décès, arrivés à 1 sur 26 vivans, ne laissèrent pas d'être dépassés par les naissances, qui s'élevaient à 1 sur 22. Le rédacteur de cette statistique (secrétaire du Gouvernement impérial) crut utiliser la leçon à tirer de ces deux chiffres, par ce principe dont il exhortait les peuples civilisés à faire leur boussole : *Quando i nati* SUPERANO *i morti, la nazione* FIORISCE; *il quale* VANTAGGIO *è più o meno grande, quanto è maggiore o minore l'eccedenza dei primi sopra i secondi.* V. I, p. 75.

du besoin et des ressources nécessaires pour leur assurer travail et subsistances, devrait être l'introduction naturelle de tous traités sur la matière. On verra bientôt que M. Say a, entr'autres mérites, celui d'avoir rempli cette lacune.

Peut-être le philosophe écossais jugea-t-il que la question n'était point encore assez éclairée par des faits suffisamment authentiques pour être traitée d'une manière sûre et fructueuse. En effet, il ne faut jamais perdre de vue que le dépouillement des registres de l'Angleterre n'y commença qu'en 1801 (1), et que ceux de la France n'ont

C'était déjà sous l'ancienne et pernicieuse influence de semblables exhortations que les peuples vénitiens avaient subi, en 1814, une famine qui moissonna la QUATORZIÈME partie de leur population, sans la délivrer toutefois du surcroît de ses surnuméraires; et ce fut en rappelant aux survivans ce souvenir encore saignant, que le statisticien impérial prit sur lui de leur certifier qu'il ne saurait y avoir de surnuméraires à quelque point que les naissances *surpassent* les décès!

Aussi les chiffres qu'ont déroulé ses LXXXII *Tavole Sinottiche*, sont-ils de nature à faire dresser les cheveux, surtout celui des enfans *esposti*. Ce sera pour moi un devoir d'en transcrire ci-après les détails, que je réserve pour une première NOTICE SUPPLÉMENTAIRE; mais la suivante présentera le contrepoison de ces homicides théories, dans le mouvement pratique de la population de Montreux. On y verra si c'est par l'accroissement indéfini de leurs nouveau-nés que *fleurissent* les sociétés.

(1) Depuis l'année 1775, où A. Smith acheva et publia son immortel ouvrage, la population de la Grande-Bretagne a doublé, ou à peu de chose près; mais on était alors si loin de l'entrevoir, que le Dr. Price se répandait en lamentations sur ce qu'elle avait été, allait et irait de plus en plus en déclinant. L'époque eût donc été mal

été connus qu'après sa restauration ; car sous Louis XVI, on eut, comme en Russie, des registres sans dénombremens, et sous Napoléon, des dénombremens sans registres. Telle est la légitime excuse de M. Malthus, pour s'être plus d'une fois trompé, non dans ses doctrines, mais dans l'application spéciale qu'il s'était trop pressé d'en faire au mouvement de la Grande-Bretagne, et surtout à celui de la France.

En second lieu, M. Necker, ainsi que beaucoup d'autres philanthropes, avait une tendance secrète et irréfléchie à souhaiter à l'espèce humaine une rapide reproduction ; tendance qu'il trahit lorsqu'il félicita les Français de ce que, dans le court intervalle d'une dixaine d'années, la moyenne de leurs naissances s'était accrue de près d'un dixième. S'il se fût fait présenter le chiffre de l'accroissement simultané des décès, ses félicitations, comme on le verra bientôt, se serait changées en doléances.

Et il faut bien que des vœux pour l'accroissement des naissances aient quelque chose d'irrésistible, puisque M. Malthus lui-même s'est brisé contre cet écueil, lui, dont les plus saines théories ont pour but de montrer que la proportion des enfantemens se règle toujours sur celle des décès.

Chose bizarre ! En m'imputant une *disposition à exagérer les pertes* des Français en hommes, et en soute-

choisie pour s'étendre sur les dangers d'un accroissement trop rapide, et tel fut vraisemblablement le motif qui détourna le célèbre économiste d'aborder une question dont ses compatriotes sont si péniblement occupés, aujourd'hui que les faits sur lesquels elle repose sont aussi bien connus qu'ils l'étaient mal de son temps.

nant que ce que je prenais pour un *déficit* dans leurs naissances était un *surplus* effectif, il appuya sa thèse sur la conjecture qu'elles avaient augmenté d'un *septième* (1). L'habile écrivain ne vit pas qu'en discréditant ainsi mes calculs conjecturaux, que je tiens toujours pour avoir été remarquablement approximatifs, il discréditait ses propres théories. Si je les saisis bien, elles peuvent en quelque sorte se résumer à ce principe pratique, qui retrouvera son application chez une petite communauté vaudoise dont le mouvement régulier ne saurait être trop connu ni assez admiré : *Moins il naît d'enfans, plus on en conserve, et* VICE VERSA, *plus on en conserve, moins il en renaît.*

J'ai découvert dès-lors un fait, qui, s'il eût été connu de M. Malthus, nous aurait épargné cette controverse, en fournissant la preuve qu'une population peut fort bien enregistrer des naissances de plus en plus nombreuses, avec un recrutement qui, loin d'augmenter, va en diminuant.

Ce fait instructif a été consigné par M. Laplace dans les Mémoires de l'Académie des Sciences (année 1783).

(1) Liv. II, chap. VI. — Le savant M. Quetelet a fort bien expliqué, dans l'Annuaire de l'observatoire de Bruxelles pour 1834, pourquoi, même en augmentant, les naissances seraient loin de compenser la perte des hommes faits. — « M. Malthus dit que les vides se comblent, quelque temps après, par un *surcroît* de naissances. Toutefois, ce surcroît ne compense guère les pertes de la société, puisque ce sont des enfans substitués à une population composée en partie d'hommes faits. Sous le rapport de *l'utilité*, on peut dire que les uns sont une *charge* pour la société, tandis que les autres pouvaient *travailler* à son bonheur. »

Mais pour en saisir la portée, il faut se rappeler que les dix registres dont M. Necker avait fait dresser le relevé, et qui se terminaient avec l'année 1780, présentèrent en moyenne.

Naissances.	*Décès.*	*Excédant.*
940,935	818,491	122,444

L'auteur de la *Mécanique Céleste* se procura les registres des deux années suivantes, 1781 et 1782, dont les moyennes furent,

Naissances.	*Décès.*	*Excédant.*
973,054	914,820	58,234

Voilà donc un recrutement de moitié plus faible avec des naissances de 3 $\frac{1}{3}$ pour cent plus fortes ! Laplace chercha, il est vrai, à expliquer cette inversion par des épidémies contagieuses ; mais outre que les épidémies ont ordinairement pour effet d'augmenter les décès et non les naissances, il n'en reste pas moins avéré que celles-ci avaient été croissantes, à côté d'un décroissement de plus de moitié dans le recrutement régulier de la population. Ce résultat, bizarre si l'on veut, constate que les naissances avaient alors une tendance marquée vers un rapide accroissement, et que l'ancien ordre de vitalité en éprouva de suite l'inévitable et fâcheux contre-coup.

Or, cet ordre de choses a subi, depuis la paix, une révolution inverse, dont le trait caractéristique est, qu'à côté d'un accroissement rapide dans le nombre des mariages, celui des naissances légitimes a plutôt diminué qu'augmenté. Si, comme on aurait pu s'y attendre, elles se fussent accrues en raison composée et de l'accroissement des mariages et de celui de la population, elles se seraient élevées fort au-dessus du chiffre auquel elles se sont arrêtées pendant notre dernière période quinquennale.

Étrange arrêt chez un peuple qui, en supprimant les Ordres monastiques, avait cru décréter une progression rapide dans les naissances!

Mais ce qui rend l'arrêt presque incompréhensible, c'est qu'il s'est associé à un autre évènement dont on devait attendre des résultats tout opposés et qui exige une digression.

Là où croît un pain, naît un homme; a dit un célèbre naturaliste; aphorisme destiné à montrer que mieux un sol alimentaire sera réparti ou morcelé entre l'universalité des habitans, et plus ils s'y multiplieront. Cette opinion, que je tiens encore pour fondée, quoiqu'elle paraisse démentie par ce qui s'est passé en France, ne contribua pas peu à pousser ses législateurs, d'abord à vendre les terres confisquées, par parcelles aussi exiguës que possible, puis à imposer au testateur l'obligation de partager ses domaines également, ou presque également, entre tous ses enfans, méritant ou non. Ces deux mesures combinées ont déjà inspiré à la classe des simples laboureurs un désir si intense d'être qualifiés du titre de *propriétaires fonciers*, que le royaume s'est redivisé et dépécé au point d'amener le démembrement et la dislocation d'une immense quantité de domaines qui, jusqu'alors, avaient eu un assortiment convenable de champs, prés, vignes, bois, etc.

Si l'on eût pu s'en tenir à distribuer, à titre emphytéotique, trois ou quatre millions d'arpens, entre trois-à quatre millions de laboureurs à la journée, le bienfait aurait été immense, quoiqu'à la vérité non sans mélange, si, comme l'affirme M. Malthus, et comme la Suisse en fournit la preuve, ces lots parcellaires augmentent l'impulsion de leurs chétifs propriétaires à multiplier au-delà de leurs ressources ; mais c'est une chance qu'un législateur doit savoir courir, parce que le bien que répandent ces petites propriétés, surtout s'il était possible de les maintenir infiniment petites, indivisibles et inaliénables, enveloppe les plus chers intérêts des masses. Toutefois, le déchirement continu du royaume en lambeaux y ayant été accompagné d'un décroissement de naissances, j'aime à reconnaître que mes prévisions, sur ce point particulier d'une question si complexe, ont été jusqu'ici déjouées (1). Reste à savoir si une expérience aussi courte suffit pour rassurer à cet égard les amis de la France. Quoi qu'en décide l'avenir, (et je le vois en noir), de tous les évènemens qui s'y sont passés depuis une quarantaine d'années, le moins douteux et le plus inattendu est qu'une accession de trois à quatre millions de prolétaires à la propriété territoriale et à ses jouissances, ait été suivie d'un ralentissement dans la marche de sa population. J'en félicite d'autant plus la France, que l'augmentation des mariages s'y étant miraculeusement associée à une diminution dans les naissances, il est difficile d'attribuer la retenue des nouveaux conjoints à d'autres causes qu'à

(1) Voyez à l'Appendice, NOTICE SUPPLÉMENTAIRE N° 3, sur la subdivision du sol arable de la France en très-petits domaines.

l'effroi de la pauvreté. Or cet effroi s'identifie tellement dans mon esprit avec une bonne civilisation, qu'il en est la preuve, le type, et la première condition.

Maintenant, Monsieur, si, comme il n'est guère possible d'en douter, le nombre des propriétaires fonciers a *triplé* chez vous, ce triplement est bien en plein accord avec l'augmentation des mariages. Mais comment raccorder l'une et l'autre avec la diminution des naissances que M. Necker nous assure s'être élevées, de son temps, à *plus d'un million*, et qui, du nôtre, sont retombées à 975,000?

Arrêter vos économistes sur deux évènemens si dignes de leurs méditations, ne saurait être sans fruit pour ceux d'entr'eux qui, en comparant la marche de plus en plus ralentie de votre population, au mouvement de plus eñ plus accéléré de quelques populations rivales, voient déjà, et dans un avenir prochain, celle de la France reléguée tout au bas de l'échelle, au haut de laquelle ils ambitionnaient de la voir s'élever.

Il y a aujourd'hui en Europe trois grandes aggrégations d'hommes, dont le chiffre numérique, à peu de chose près le même, flotte entre 33, 34 et 35 millions. Ce sont les Français, les Autrichiens et les Russo-Grecs.

Si, d'ici à un demi-siècle, les uns et les autres poursuivent la même marche d'accroissement qu'indiquent leurs registres actuels, les apparences sont que les deux dernières populations auront doublé, tandis que la vôtre ne dépassera guère encore une quarantaine de millions; ce qui la menace, dit-on, d'un affaiblissement relatif, de nature à lui faire perdre le haut rang qu'elle occupe en Europe.

Que dans un demi-siècle votre population s'élève à 40 millions de têtes ; la chose n'est ni impossible , ni même improbable : mais je suis bien sûr, Monsieur, qu'avant d'appeler un tel recrutement par des vœux , vous vous demanderez d'abord , si votre sol pourrait alimenter ce surcroît de sept millions de consommateurs , à moins de réduire , comme l'Irlande , un grand nombre d'entr'eux à la pomme de terre ; ensuite , et avant tout , si le pays peut raisonnablement se flatter que ses revenus s'élevassent alors assez pour fournir à une population , ainsi augmentée d'un quart en sus , la même somme de travail , de salaires et de bien-être dont elle jouit aujourd'hui.

Finalement , et si en raison même de leur rapide duplication , les Autrichiens et les Russo-Grecs comptaient alors deux tiers de leurs recensés *au-dessous* de l'adolescence , tandis qu'en restant en panne et au point où ils en sont aujourd'hui, les Français finiraient peut-être par compter deux tiers des leurs *au-dessus* (1), les uns et les autres en viendraient bientôt à apercevoir que, même sous le rapport des forces intrinsèques et défensives , il est plus prudent de viser au nombre des *années vécues* qu'à celui des *têtes recensables*. Ils arriveraient à reconnaître combien M. Necker avait raison d'avertir que ,

(1) Quoiqu'introduite uniquement pour mieux éclaircir notre sujet , cette hypothèse n'a pas laissé de se réaliser. Le Pasteur Muret cite l'une des paroisses vaudoises (Leysin), où les adultes *au-dessous de seize ans* ne composaient qu'un *quart* de la population existante.

Et le *Bulletin des sciences géographiques* contient un Rapport officiel suédois, où l'on lit : « Vers la fin de 1825, un peu *plus des* DEUX TIERS de la population suédoise étaient *au-dessous de vingt ans.* »

selon la différence dans ce qu'il appelait la *proportion des âges*, deux peuples numériquement égaux, ne présentent ni la même *force*, ni la même *capacité de travail*.

Ce précieux avertissement me persuade de plus en plus qu'une accession annuelle et régulière de 100,000 têtes (au lieu de 166,000) à son fonds actuel, suffirait surabondamment à la France pour couvrir les éventualités des épidémies, des disettes et des guerres ordinaires. Quand on réfléchit qu'elle est, dès aujourd'hui, en mesure de sacrifier à de nouvelles guerres (justes ou injustes, n'importe) la même masse d'hommes qu'elle sacrifia à toutes celles de sa révolution, comment admettre que ce qui se passerait en Prusse, en Autriche, et surtout en Russie, lui imposât des efforts épuisans pour augmenter, coûte que coûte, le nombre de ses futurs défenseurs? Certes, il faudrait que la nation française fût moralement bien déchue, si avec un territoire aussi compact, et une race d'hommes susceptibles de tant d'élan, ses 33 millions d'habitans ne lui suffisent pas pour opposer, soit un mur d'airain, aux envahissemens de toutes les forces agressives de ses ennemis réunis, soit une digue impénétrable aux nouvelles inondations de slaves dont on s'amuse à l'effrayer comme on effraie les enfans avec des histoires de revenans.

Le seul vœu raisonnable à faire pour la France, est de la voir diminuer d'environ cent mille, le nombre actuel de ses naissances, et par suite, mais dans une proportion plus forte encore, celui de ses décès annuels; deux diminutions qui en ramèneraient les rapports proportionnels à deux taux très-rapprochés de ce qu'ils sont en Normandie. Peu d'avantages sont comparables à celui de renouveler des générations avec un dixième d'enfantemens et de sépultures de moins. Et notez bien, Monsieur, que, lors même que l'excédant annuel des premiers sur les secondes resterait d'un tiers ou de moitié inférieur à ce qu'il est aujourd'hui, la *force humaine*, les *forces productrices* et les *forces défensives*, ne laisseraient pas de s'augmenter proportionnellement à la prolongation de la vie des recensés. C'est bien alors que vos modernes statisticiens, forcés d'abjurer leurs préjugés en faveur d'un accroissement indéfini de naissances, saisiraient le véritable sens de ce mot de votre illustre géomètre : « Il est *visible* qu'un pays sera d'autant plus peuplé que les hommes y vivront *plus long-temps*. »

Dans l'état actuel des choses, le bilan de votre population n'en est pas moins le plus satisfaisant de tous ceux des grandes puissances continentales, et j'en suis à me demander comment aucun de vos ministres ne s'est encore occupé à dresser ce compte rendu non moins vital que celui des revenus publics. Je dis non moins vital, parce que le premier exerce sur le second une incessante réaction, par l'épargne de tant d'enfans perdus, dont l'inutile entretien est un fardeau si lourd pour le contribuable, qui les fait naître sans être en état de les amener à l'âge des forces.

C'est aux financiers à supputer le surcroît de dépenses que coûte aux classes gênées le surcroît de ces enfans surnuméraires. Prenons deux nations, dont l'une amène, comme les Anglais, moitié de ses nouveau-nés jusqu'à

$26\frac{1}{2}$ ans; et dont l'autre la voit, comme chez les Russo-Grecs, disparaître avant la puberté. Ne vous paraît-il pas vraisemblable, Monsieur, que le renouvellement perpétuel de tant d'êtres éphémères, doit y imposer, et à pure perte, aux contribuables les plus pauvres, un tribut additionnel, égal ou à peu près égal, à celui que lève sur eux le fisc en taxes personnelles et droits de consommations?

Tout considéré, ce sera sous le titre de *Budget* que je vais présenter l'état récapitulatif de ce qui précède.

BUDGET.

Prem. chapitre. Si les naissances eussent suivi la même progression que du temps de M. Necker, où 213,774 mariages annuels se trouvaient associées, en commune, à 963,207 naissances (tant illégitimes que légitimes) (1), la moyenne de 253,742 mariages contractés pendant chacune des cinq dernières années aurait dû élever les unes et les autres à 1,143,292. Elles se sont arrêtées à 975,160; différence en moins qui est de près *d'un septième.*

Il est cependant trop vrai que cet état de choses si nouveau et si propice à la France constitutionnelle, est pour quelques-uns de ses écrivains, un sujet toujours re-

_____

(1) Les relevés qu'en fit dresser ce Ministre ne séparèrent point les unes des autres, et les laissèrent ainsi dans une confusion qui empêche de comparer la *fécondité* des mariages aux deux époques. Mais tout imparfaits que fussent, sous ce rapport, ces relevés, ils prouvent de reste que la proportion des naissances a notablement diminuée.

naissant de déplaisirs et d'alarmes. Ils ne se consolent point de voir sa population rester si fort en arrière des populations rivales qui la devancent à pas de géans.

Que vos allarmistes interrogent le Parlement Britannique sur l'amélioration qu'il désirerait le plus s'approprier dans le nouvel ordre de choses établi de l'autre côté du détroit; ils le trouveront unanime à demander, pour les deux îles, le même ralentissement dans la marche de leurs populations dont on se désole à Paris.— Whigs, Torys, Libéraux, Radicaux, y exprimeraient ce vœu par acclamations (1).

En fait, la France a aujourd'hui la plus faible proportion de naissances qui existe en Europe, sans même en excepter l'Angleterre (2).

(1) Il va cependant sans dire que M. Saddler ne s'y réunirait pas, lui qui a félicité sérieusement les Français d'un accroissement dans la proportion de leurs naissances, et les Russo-Grecs d'un décroissement dans celle de leurs décès. Mais que de chiffres à désapprendre après avoir lu ses trois volumes!

(2) Si ce dernier fait est resté jusqu'ici inaperçu, c'est qu'on n'a pu le connaître que depuis la dernière des enquêtes décennales, où le Rapporteur britannique a révélé « qu'à dater de 1821, la proportion des naissances en Angleterre et au Pays de Galles lui paraît avoir été de 1 sur 28 habitans. » PRÉFACE, p. XLIV.

Le public était si peu préparé à une proportion aussi forte que M. Malthus ne l'avait évaluée qu'à 1 sur 33 et même sur 34 habitans, en estimant à 36 ans la *vie probable* des nouveau-nés qui, en raison de leur nombre, ne s'élève réellement qu'à 26 ½ ans. La cause de ces inévitables incertitudes était dans les lacunes du registre anglican, auquel échappe un nombre plus ou moins considérable et toujours imparfaitement connu d'enfans des non con-

Cette proportion est, en Danemarck, aux Pays-Bas et en Suisse, d'environ $\frac{1}{30}$, en Bohême, en Prusse et dans le Würtemberg, de $\frac{1}{25}$. On l'a vue à $\frac{1}{22}$ dans les anciens États Vénitiens; et elle est encore plus élevée chez les Russo-Grecs, où les derniers registres accusent un nouveau redoublement de naissances, même durant l'année où le choléra y a exercé ses ravages.

Le taux de $\frac{1}{33}$, auquel elle est graduellement descendue chez vous, Monsieur, et qui, parce qu'il est le plus diminutif qu'on connaisse (1), afflige plusieurs de vos com-

formistes. En outre, le clergé national n'inscrit, ni sur son registre des *baptêmes*, ni sur celui des *sépultures*, les enfans éliminés avant le baptême ou l'ondoyement, tandis que les Maires français sont tenus de les inscrire, même les *morts-nés*, non à la vérité sur leur registre des naissances, mais sur celui des décès. Pour que les deux relevés fussent *comparables*, on devrait donc retrancher de ce dernier les *morts-nés*, qu'on y inscrit fort mal à propos, puisque pour mourir il faut tout au moins avoir donné signe de vie.

Quoique la proportion des *naissances*, aujourd'hui supputée dans la Grande-Bretagne, à 1 sur 28 habitans (il ne s'agit plus ici de celle des *baptêmes*), y soit moins forte qu'en Allemagne, elle ne laisse pas d'être considérablement plus forte qu'en France. Quelques Anglais se flattent que leur Rapporteur se l'est exagérée; mais je n'en découvre point les preuves, et sans ajouter une foi implicite au chiffre ci-dessus, la confiance qu'inspirent les longs, savans et consciencieux travaux de M. Rickman, m'autorisent à prendre le sien pour point de comparaison entre la proportionnalité des naissances en Angleterre et en France.

(1) Ceci ne s'applique toutefois qu'aux grandes populations; car parmi les Cantons protestans de la Suisse, il en est tel, et des plus florissans, où la proportion des naissances est encore moins élevée

patriotes, comme partie honteuse de leur nouvelle orga-
nisation sociale, n'en est pas moins l'événement dont ils
devraient le plus se féliciter. Leur vrai trophée, celui
dont peu d'entr'eux se doutent, tient à ce qu'ils sont le
peuple le moins prolifique de l'Europe.

Second chapitre.—Le taux de la mortalité est le seul
côté fâcheux de ce budget, puisqu'on a vu (p. 5), qu'entre les cinq premières et les cinq dernières des quinze
années, elle s'est élevée de $\frac{1}{40,010}$, à $\frac{1}{39,083}$. Mais cette
hausse est trop insignifiante pour en concevoir de sérieuses
inquiétudes, pas plus qu'il ne faudra s'alarmer, si, d'ici
à peu d'années, le chiffre mortuaire actuel vient à s'é-
lever d'une unité. Son élévation pourrait être due à ce
que l'âge des mâles contemporains de la guerre, n'a point
encore eu le temps de reprendre son ancien équilibre
avec celui des autres recensés, avant qu'elle eût moissonné
un si grand nombre d'entr'eux.

La circonstance passagère à laquelle ceci fait allusion,
tient à ce qu'il y a aujourd'hui, *en moins*, parmi les individus vivans, un nombre considérable de vieillards contemporains et victimes des guerres de la révolution, individus nés vers le milieu ou la fin du siècle dernier, et
qui ne figurent plus dans les recensemens où ils figure-

qu'en France. Mais il ne s'agit ici que des masses, non des petites
localités prises isolément, et auxquelles j'aurai occasion de revenir
dans une Notice sur les deux Cantons de Vaud et de Genève.

raient encore, si on les eût laissés s'éteindre paisiblement de mort naturelle dans leurs foyers. En pareil cas, beaucoup d'entr'eux seraient arrivés à l'époque où la mort exige largement un tribut qu'ils ne lui doivent plus, attendu qu'on ne meurt pas deux fois.

Ils ont bien eu, à la vérité, des remplaçans plus jeunes, et par cela seul, plus vivaces qu'ils ne l'étaient eux-mêmes ; mais ceux-ci étant parvenus à l'âge où la chance de mourir est la moindre, le rôle des inhumations doit s'être trouvé déchargé, dans ces derniers temps, d'un nombre quelconque de vieillards, qui y auraient été inscrits *en plus*, s'il n'y avait eu ni remplacés ni remplaçans. De cette perturbation résulte que, si d'ici à quelques années, le chiffre mortuaire vient à remonter de 1 sur 40 a 1 sur 39, au lieu d'en inférer une vitalité diminuée, on devra plutôt en conclure que le temps aura fait reprendre son cours naturel à la mortalité, et qu'à la suite de guerres si destructives, elle avait dû éprouver un ralentissement transitoire, par la soustraction anticipée de nombre d'individus qui n'atteignirent point la vieillesse.

Mais si l'on en excepte le peuple anglais, qui a le mérite d'avoir porté plus loin que les autres nations, le premier des arts, l'art de vivre, et d'être hors de ligne avec elles, quant à son chiffre mortuaire ; le peuple français n'en a pas moins, de son côté, l'avantage d'être, après les Anglais, et entre tous les grands peuples de notre Continent, celui où la mortalité est la plus faible. Son chiffre mortuaire, qui flotte entre $\frac{1}{39}$ et $\frac{1}{40}$, est, à la vérité, un peu plus fort que dans les Pays-Bas et en Danemarck, ainsi qu'en Suisse, où il oscille entre $\frac{1}{42}$ et $\frac{1}{43}$; mais celui des Würtembergeois est de $\frac{1}{33}$, et celui des Prussiens de $\frac{1}{34}$. Il n'est sûrement pas moindre dans l'empire autrichien, où la population est si rapidement croissante. Nous l'avons vu s'élever à $\frac{1}{26}$ dans l'ancien État Vénitien, et nous le verrons flotter, chez les Russo-Grecs, entre $\frac{1}{26}$ et $\frac{1}{25}$. Ce qui revient à dire que la mortalité proportionnelle est, chez eux, presque de moitié plus forte que chez les Français, et que ceux-ci, qui tiennent le premier rang dans l'échelle des naissances, occupent le second dans celle de la mortalité (1).

(1) Je dis le *second*, parce que le premier rang dans l'ordre de la mortalité, paraît décidément réservé aux Anglais, dont la dernière Enquête n'a établi qu'à $\frac{1}{49}$, ou tout au plus à $\frac{1}{45}$, le chiffre mortuaire des dix dernières années 1821-30. PRÉFACE, p. XXXV.

De ce chiffre, et en admettant qu'il ait été possible de l'atteindre avec une exactitude suffisante, dans un pays où les registres sont pleins de lacunes si difficiles à toutes découvrir, découle ce singulier rapprochement, que la supériorité des Anglais consiste, non point, comme on l'avait cru jusqu'à ce jour, en ce qu'ils comptent moins de naissances que le peuple français, mais en ce que, avec une proportion beaucoup plus forte, ils n'en comptent pas moins une proportion de décès beaucoup plus faible, témoignage irrécusable de l'aisance supérieure des masses chez ce dernier peuple.

On ne doit cependant pas perdre de vue que, puisqu'à teneur du décret impérial de 1806, il est obligatoire pour les autorités françaises, d'inscrire les *morts-nés* dans la colonne des décès, cette anomalie, introduite à Genève et dans les divers pays qui se sont approprié la tenue des registres de l'état civil français (tenue digne de servir de modèle, sous tous les autres rapports), y enfle artificiellement le chiffre mortuaire de $\frac{1}{20}$, ou tout au moins de $\frac{1}{25}$, qui parait être la proportion générale des *morts-nés*.

Ceci ne veut point dire qu'il ne convienne, à plusieurs égards, de

Le *troisième chapitre* se rapporte à l'accroissement régulier de la population française, dont on a vu que la marche, sans être en arrêt, n'en est pas moins la plus lente de l'Europe, la seule qui ait une tendance à se ralentir de plus en plus et à se régler sur l'accroissement de ses ressources. Je tiens ce chapitre pour le plus satisfaisant du budget.

Le *quatrième* et *dernier chapitre*, qui concerne les mariages, ne peut être jugé qu'en comparant leur nombre renforcé avec l'affaiblissement relatif du contingent des naissances qu'ils ont produites. Certes, ç'aurait été un événement bien fâcheux, si le surcroît inattendu des mariages effectués depuis 1817, eût été accompagné d'un surcroît proportionnel de nouveau-nés ; mais lorsqu'il a eu pour cortège un ralentissement dans leur ancienne progression, je me crois en droit de signaler l'accroissement des premiers et le décroissement des seconds, comme deux faits non moins heureux que rares.

Je crains cependant quelquefois de m'exagérer, non point la portée de ces deux bienfaits pour la France, mais celle des chiffres dont le rapprochement vient d'en révéler la découverte (1). Ce qui paraît, en effet, donner

les enregistrer, comme étant venus au monde non-criant et sans vie ; mais leur apparition et leur *exit* devraient être partout l'objet d'un *répertoire* spécial et bien distinct du registre général, avec lequel ils n'ont rien à démêler.

(1) La question relative, non au chiffre des mariages, mais

un caractère en quelque sorte fabuleux, à la survenance des 204,640 mariages supplémentaires, contractés
durant la troisième période quinquennale, en sus de leur

à celui de leur fécondité, est extrêmement compliquée et soulève des
difficultés presque insurmontables.

Je ne sais trop, par exemple, si c'est ici le cas d'écarter l'objection de tel lecteur qui serait tenté d'attribuer le décroissement relatif
des naissances de la troisième période quinquennale, à ce que les
mariages de la dernière année (1831) n'avaient point encore pu arriver à leur plein rapport. Rien de plus certain ; mais il en avait été
de même des deux périodes antérieures, auxquelles il s'agit de comparer cette troisième, et dont chacune avait enregistré toutes les naissances de tous les mariages antécédens, sans avoir pu y comprendre
au-delà d'une fraction bien minime des produits des mariages de la
cinquième et dernière année.

Voici une objection plus savante, sans être cependant plus solide.
Par cela même, pourrait-on dire, que les naissances vont diminuant
en France, et que cette diminution doit réduire la classe enfantine au
profit de la classe adulte, ne peut-il pas en résulter que la proportion
des mariages, quoique ostensiblement accrue dans ses rapports avec
la population totale, soit restée la même relativement au nombre
des adultes, circonstance qui enlèverait aux Français le mérite de
l'accroissement récent de leurs mariages ? La doctrine sur laquelle
repose cette objection, doctrine en elle-même très-saine, ne saurait
s'appliquer à l'espèce, en ce que le double changement en mieux,
survenu par le décroissement des naissances et par l'accroissement
des mariages, est beaucoup trop récent pour avoir eu le temps de
métamorphoser aucune partie de la nouvelle population enfantine en
population déjà adulte et apte à l'état du mariage. Si la chose arrive,
comme on peut raisonnablement s'en flatter, elle sera l'œuvre du temps.

Après avoir relevé le nombre moyen des mariages inscrits sur les
quinze derniers registres, je n'ai pu le comparer qu'avec ce qu'il avait

nombre durant la première, c'est qu'une masse d'environ 400,000 nouveaux conjoints, ainsi surajoutés aux mariages antérieurs, n'ait presque rien ajouté au nombre absolu

été, soit sous le ministère de M. Necker, soit pendant les premières années qui ont suivi la Restauration, seules époques où on l'ait connu. Du reste, je reconnais que, pour bien éclaircir la question de leur fécondité, il manque encore divers élémens, entr'autres le chiffre de *tous les mariages co-existans* et celui de *l'âge commun* des conjoints de l'année même.

En outre, quoique d'une part il soit vrai que le chiffre des mariages est toujours celui auquel on peut le mieux se fier, comme étant le moins susceptible d'omissions ou de doubles emplois; de l'autre, il ne faut jamais séparer leur proportion de celle de la mortalité, puisque, plus la mort en dissout, plus un peuple est appelé à en contracter, pour perpétuer leur rotation. Voilà pourquoi en Prusse, où pendant les six années 1825 à 1830, la mortalité a été de 1 sur 34, au lieu de 1 sur 40 comme en France, la proportion des mariages est de 1 sur 115, au lieu de 1 sur 127.

D'où l'on voit qu'on se tromperait, en inférant du rapide accroissement des mariages en France, qu'ils y soient aussi nombreux que dans les États où le chiffre mortuaire est fort élevé, car en Russie, entr'autres, leur proportion est d'environ 1 sur 86 individus de tous âges et de tout sexe.

Bien que la découverte du véritable taux de la fécondité exige indispensablement la connaissance du chiffre des *mariages co-existans*, la statistique officielle de Naples est jusqu'ici la seule qui ait songé à le produire dans son *Censimento* de 1824, où les mariages de l'année figurèrent pour 42,725, les naissances légitimes pour 222,307, et le nombre de tous les *conjoints vivans* pour 1,841,198. On y lut : *I conjugati sono alla popolazione, come 1 a 2 9/10. 1 nati legitimi sono a conjugati, presi a coppia, come 1 a 4 1/10.*

Toute précieuse que soit l'association de ces deux chiffres, il en

des naissances légitimes. La moyenne de ces dernières, qui avait été de 889,518, pendant les cinq premières des quinze années, ne s'est élevée qu'à 904,864, pendant les cinq dernières. Si elles eussent suivi la même marche que les mariages, elles auraient dû monter à 1,060,588 dans la troisième période, où elles se sont arrêtées à 904,864; ce qui établit *en moins* une différence de 155,724.

Il faudrait fermer les yeux à l'évidence pour ne point voir, dans cette réduction du contingent proportionnel des naissances, je ne dis pas la *crainte d'être père*, puisqu'on se marie pour le devenir, mais la crainte d'une progéniture trop nombreuse, et comme telle, condamnée à toutes les chances de la pauvreté, de ses privations, de ses abjections, etc.

Les réflexions que suggère un état de choses si nouveau, sont toutes également favorables à l'avenir de la France. Je résiste d'autant moins au désir de les développer, que les chiffres dont elles dérivent, paraissent avoir échappé à la plupart des observateurs.

Et d'abord, ce redoublement de mariages annonce que les Français ressentent, d'année en année, un désir plus

est un bien autrement instructif, et qui, quoique plus facile à relever, ne l'a encore jamais été, ni à Naples, ni ailleurs, celui de l'AGE COMMUN des conjoints de chaque année. Ce n'est pas sans peine que j'ai réussi à recueillir sur ce point quelques données, qui trouveront leur place dans une nouvelle NOTICE sur Montreux. On y verra que le retard du mariage est véritablement, pour les classes gênées, le palladium de la *non-misère*.

vif de retourner à la vie sédentaire, qu'ils ont soif des affections conjugales et paternelles qui fixent l'homme dans ses foyers, qu'ils reviennent de l'ancien entraînement national pour les expéditions aventureuses dont le retour périodique leur impose tant de sacrifices et causa. tant de pertes et d'angoisses aux voisins des modernes Gaulois.

Ajoutons que cet accroissement d'unions légitimes, symptôme indubitable d'un accroissement parallèle dans les entreprises agricoles, industrielles et commerciales, corroboré, comme il l'est, par celui des patentes, atteste par cela même un redoublement de confiance et d'intérêt dans le maintien du nouvel ordre social au-dedans, et dans la durée de la paix au dehors. Je le tiens, Monsieur, pour un des meilleurs gages que puissent offrir vos Ministres à tel cabinet, qui leur manifesterait encore ses sollicitudes sur les velléités de la jeunesse de vos collèges pour replacer le royaume sous la bannière républicaine.

Mais ce surcroît de mariages, dégagés qu'ils sont du surcroît de naissances, qui, sous l'ancien régime, leur avait servi de cortège, atteste surtout, et à un haut degré, les progrès de cet esprit de RÉFLEXION, qui a conduit le peuple normand à maintenir dans le renouvellement de ses générations, l'*équilibre* dont il a su faire le principal élément et la meilleure garantie de son bien-être.

Enfin, Monsieur, ce nombre toujours croissant de mariages, accompagné d'une fécondité toujours décroissante, autorise à espérer qu'à l'instar de ces mêmes Normands, votre peuple cesse de prêter l'oreille à tels de ses prétres qui se donnent pour mission de stimuler sa fécondité , en la prêchant comme un commandement divin , et en exhortant les conjoints à ne point porter leurs regards sur l'avenir.

Sous quelque point de vue qu'on considère l'heureuse et inverse révolution survenue dans la marche des mariages et dans celle des naissances, pourvu que cette dernière se soutienne, je ne saurais y voir qu'une victoire de la vie sur la mort, un sujet de satisfaction sans mélange.

Si quelque chose pouvait toutefois inspirer des doutes, c'est qu'aucun de vos Ministres n'ait encore puisé dans le chiffre de l'abaissement des naissances , un texte de félicitations bien autrement riche que tous ceux qu'a pu leur fournir jusqu'ici l'exhaussement des revenus du fisc ou du crédit public.

Peut-être regardent-ils cette épineuse question comme hors de leur domaine et appartenant exclusivement à celui de la presse libre. A quoi bon, en effet, tant prôner les merveilles de celle-ci , si ses organes tremblent de se dépopulariser en suppléant au silence ministériel ; s'ils reculent devant le devoir d'attaquer de front le préjugé populaire le plus invétéré et le plus nuisible aux intérêts matériels des classes sur les privations desquelles ils ne cessent de s'appitoyer ?

Non toutefois que quelques-uns de vos économistes ne se soient élevés à la hauteur de la question ; mais ceux qui l'ont le mieux saisie, ont trouvé plus commode de la trancher par quelques traits saillans, que de conduire leur lecteur à travers des preuves dont l'aridité les rebu-

tait. Ils ont eu le tort de la réduire à une question générale, sans la mettre en présence et à l'épreuve des
registres contemporains, dont la production et l'analyse
auraient ralenti leur marche, comme elles ont alourdi
la mienne (1).

Ce n'est cependant pas sans satisfaction que j'ai lu dans
vos papiers publics l'extrait d'un opuscule, où M. H. Fonfrède, tout en voltigeant sur la matière, a eu le courage
de leur adresser cette question : « *N'est-il pas* de L'ESSENCE
d'un bon gouvernement de FAVORISER *les moyens qui*

(1) Ce reproche est entr'autres applicable à un académicien qui,
en remettant à flot cette question, a cru pouvoir la résoudre par
un simple résumé de principes généraux. « C'est surtout dans ses
« rapports avec l'*aisance générale* qu'il faut étudier la population.....
« Tout le mal vient d'un EXCÈS de *procréation*...... C'est d'accroître le
« *bonheur* des hommes, non d'accroître leur *nombre*, dont il faut
« s'occuper.... On n'aura qu'un accroissement de misères, si l'on n'a
« pas multiplié les moyens d'existence.... Les pères s'exténuent pour
« nourrir leurs familles.... Le riche et le pauvre tombent dans deux
« excès opposé. L'un montre une prévoyance coupable, et l'autre une
« imprévoyance funeste, etc. » *Principes de la Science des Richesses*,
par J. Droz, de l'Académie Française. Paris 1829.

Rien de plus facile à saisir que cette série de propositions; mais
pour les faire admettre par ceux qui les ont jusqu'ici repoussées,
comme autant de paradoxes, encore eût-il fallu leur donner l'appui
spécial des faits comparatifs sans lesquels elles ne laisseront derrière
elles que des demi-convictions.

Dans la dernière Enquête britannique, dont ces mêmes propositions ont été l'une des idées dominantes, M. Rickman a consacré à
leur déduction plusieurs volumes in-f° pleins de chiffres.

peuvent RALENTIR *le trop prompt accroissement de la population* (1)?

Je ne connais qu'un moyen de le *ralentir* : il consiste à élever les classes gênées aux inspirations de la prévoyance. Ce sont les *Caisses d'épargnes* qui iront droit à ce but, en reculant l'époque de leurs mariages, seul remède efficace au paupérisme, dont les progrès ne sont que trop patens dans toute la Chrétienté. Heureusement que ces Caisses, qui n'en sont encore qu'à leur début, donnent déjà un aperçu des services que j'en espère pour la classe qui vit de travaux manuels. J'y vois un levier de moralité et un élément d'ordre public, dont il n'est donné à personne de calculer la puissance. Je les tiens pour le plus grand bienfait qui ait lui sur la civilisation moderne, depuis qu'elle mit fin au servage. Elle peut en attendre des prodiges, pourvu qu'on sache faire au temps sa part, sans perdre de vue qu'il faudra plus d'une génération pour en recueillir tous les fruits, et pourvu qu'on ne se relâche dans la poursuite d'aucune des mesures propres à leur faire atteindre leur haute destination. Le temps n'est pas éloigné, où l'on reconnaîtra la possibilité d'en faire le moralisateur des armées et d'en fonder jusque dans les écoles, où l'épargne d'un sol par semaine suffirait pour donner aux enfans les premières notions d'économie, en frappant leur esprit par les miracles de l'intérêt composé (2).

(1) *Journal des Débats* 28 avril 1833.

(2) Voyez NOTICE SUPPLÉMENTAIRE sur ce qui reste encore à faire pour étendre les succès des caisses d'épargnes, et surtout pour en garantir la durée.

Le moins douteux et le plus efficace de leurs triomphes, sera un retard plus ou moins long dans le mariage des classes pauvres, et par suite, une réduction plus ou moins forte dans la mortalité aux premiers âges.

Quand M. Say osa articuler qu'il *faut encourager le peuple à faire des épargnes plutôt que des enfans*, l'économiste auquel on est redevable de cette leçon, la développa en ces termes : « Si les hommes vivent plus « long-temps, il en *naît un moins grand nombre*. Le « genre humain est tenu AU COMPLET avec moins de nais- « sances et moins de décès, ce qui est *beaucoup plus* « *favorable à son bonheur* (1). »

Ce profond penseur ne vous proposait point, Monsieur, de viser à des accroissemens continus de population : son seul *desideratum* était de la *maintenir* AU COMPLET.

Espérons que, plus tôt ou plus tard, tous les pays éclairés, je parle de ceux où la population a fait, depuis long-temps, son effort, et atteint, comme en Normandie, le niveau convenable à conserver; espérons, dis-je, qu'ils en viendront à reconnaître que se *maintenir au complet*, avec la moindre quantité possible de remplaçans,

---

(1) Ce tutélaire avertissement est consigné dans une courte, mais admirable allocution sur *l'objet et l'utilité des statistiques* : (Revue Encyclopédique de septembre 1827.) On y lit entr'autres : « La lon- « gueur de la vie est l'*indice* le plus *assuré*, peut-être, de la *condition* « des peuples..... Mais les statisticiens à venir donneront à nos ne- « veux des idées *plus exactes* là-dessus. »

Tel est l'appel auquel j'essaie de répondre, et dont je m'étais occupé long-temps avant que M. Say s'en fût fait le porte-voix.

est, tout à la fois, effet, cause et preuve d'aisance. Faire *deux* hommes avec trois enfans, au lieu d'y en consommer quatre, cinq, et quelquefois jusqu'à *huit*, est le type d'une bonne civilisation, ou plutôt, comme l'a si bien dit un professeur d'hygiène, *c'est la* CIVILISATION *elle-même* (1).

(1) M. Berrard de Montpellier.—Depuis l'ouverture du cours public où ce Professeur, en associant la conservation des enfans à la civilisation des hommes, ramenait tout à leur *bien-être*, un écrivain de Paris (*Revue mensuelle d'économie politique*, juillet 1833) a élevé des doutes sur cette doctrine, et m'a entr'autres personnellement reproché d'avoir tout *réduit aux* INTÉRÊTS MATÉRIELS. — *Tout y réduire* serait aller bien loin ; mais je n'en accueille pas moins le reproche, tant je reste convaincu que l'aisance, la douce aisance, une aisance laborieuse, est tout aussi indispensable au développement des facultés morales qu'à celui des forces physiques. J'ai beaucoup voyagé, et n'ai vu chez les peuples les plus misérables, que superstitions, dégradation, découragement et tendance à tous les vices. Parcourez la Prusse, cette monarchie si admirablement administrée ; puis arrêtez-vous dans son Grand Duché de Posen (ancienne Pologne), où une misère hideuse réduit à 6 $\frac{1}{2}$ ans la *probabilité* de vie des nouveaunés. Cherchez-y la moindre trace, soit de l'esprit public, soit des vertus sociales, qui animent les heureux sujets de Frédéric-Guillaume, et dites si je suis fondé, ou non, à mettre en toute première ligne, le *positif de la vie*.

En Angleterre, où ces graves questions sont depuis long-temps à l'ordre du jour, un autre économiste (*Foreign Quart. Rev.* Juin 1834) a pris ma défense, et mieux que je n'aurais pu le faire. Ce qu'il applaudit le plus dans mes efforts, c'est précisément ma persévérance à revenir sur les *intérêts matériels* des peuples : aussi les prêche-t-il avec une verve qui m'autorise à les laisser ici sous son égide.

« *The moral condition regulates, in general, the mean duration*

Par ce dernier mot, dont les écrivains du jour se servent si souvent, sans jamais prendre la peine de le définir, et que beaucoup d'entr'eux confondent avec la splendeur

of life, and when favorable, gives a physical MOMENTUM.... *Its average duration is the* most EMPHATIC *indication of the comparative amounts of human* HAPPINESS...... *Had M. Dupin reflected, he would have seen that the question never is* as to the mere rate of increase, *but to the* health *and* happiness *of the people.... Resolve this forus, ó Philosopher!.... Teach us to implant it amid the reklessness and the destructive passions of the Irish peasant,* et tu nobis eris magnus Apollo. »

Dans le vocabulaire des économistes anglais, le mot REKLESSNESS, à l'aide duquel plusieurs d'entr'eux cherchent à s'expliquer l'état de l'Irlande, signifie une apathique insouciance, une indifférence qui va jusqu'au dégoût du *bien-être matériel,* espèce de marasme dont le pire, mais inévitable résultat, est une grande déperdition et une grande reproduction d'enfans.

C'est ici, sans aucun doute, le symptôme le moins équivoque d'une misère parvenue à son apogée. J'en suis si convaincu, et ai déjà fait tant d'efforts pour le démontrer, que je n'ai pu apprendre sans une espèce de dépit, qu'on flotte toujours sur cette question, à Paris même, où elle est encore tellement irrésolue qu'on vient d'y fonder un prix en faveur du mémoire qui indiquera le mieux par quels signes *se manifeste la misère.* Si une grande déperdition et une grande reproduction d'enfans n'en sont pas le principal attribut, tout au moins une grande conservation de nouveau-nés est-elle l'apanage le plus incontestable de la *non-misère.*

Je ne puis guère me dispenser d'ajouter ici qu'il ne paraît pas encore certain que le peuple irlandais subisse une mortalité proportionnelle plus forte que celle des Français. On ne saurait trop suspendre toute opinion sur son *état matériel,* avant de connaître la

des beaux-arts, j'entends le développement des arts utiles,
des facultés humaines et des institutions sociales le mieux
calculées pour fonder et consolider le bien-être du plus
grand nombre possible des individus qu'elles régissent.

M. Fonfrède, auteur de la question hardie transcrite
ci-dessus, l'a en quelque sorte résolue en même temps
qu'il l'a posée. Il affirme que TROIS *millions d'individus,
à peu près, vivent en France aux dépens de la société* (1).

C'est au double de ce chiffre qu'Arthur Young esti-
mait la population surabondante du royaume, celle qui
nuit aux populations laborieuses et retombe directement
ou indirectement à leur charge.

Lorsque M. Fonfrède prend sur lui d'ajouter qu'*un*
EXCÈS *de population* MENACE *la France*, lorsqu'il donne
à entendre qu'elle en est tout autant menacée qu'aucun
autre État, on doit croire que cet écrivain n'a ni étudié ni

marche croissante, ou décroissante, de ses consommations, et celle
de sa mortalité dûment graduée d'après les âges. Or on ne sait rien
encore sur ce dernier chiffre, et l'on n'a même d'autre moyen de le
préjuger que le census de la dernière décade, qui, contrairement
à ce qu'on en attendait, n'a pas assigné à l'Irlande un accroissement
plus rapide que celui de la Grande-Bretagne.

Le peuple irlandais n'est point un peuple *à marasme. Ses passions
destructives* n'en sont que trop la preuve.

(1) Cette affirmation en rappelle une autre, où le Directeur de
l'Institut Polytechnique de Vienne posait en principe que la France
ne sera *complétement florissante* que lorsque sa population s'élèvera
à 40 millions d'hommes.... *Quarante* millions!..... Mais pourquoi
pas *cinquante*, ou même SOIXANTE?

même consulté vos quinze registres de l'état civil. Il y aurait appris que l'accroissement annuel de votre population n'est que de $\frac{1}{194}$, et qu'elle est celle de l'Europe où il est le plus modéré.

Tout bien pesé, je finis, Monsieur, par soupçonner que les registres dont je viens de vous soumettre l'analyse, ont également échappé aux investigations de vos gouvernés et de vos gouvernans.

Mais, tandis que l'accroissement des mariages, le décroissement dans la marche des naissances et le ralentissement dans celle de la population, se manifestaient simultanément chez vous, voici, Monsieur, qu'il s'est passé des évènemens inverses dans le reste de la chrétienté. Pourrez-vous croire que c'est une augmentation désordonnée de naissances en Italie, en Allemagne et en Russie, qu'on accueille ailleurs comme un *changement favorable* dans les lois de la mortalité? Et cette inconcevable méprise a pris racine jusqu'en Écosse, où les savans auteurs de la *Revue d'Edimbourg* ont long-temps répété comme un fait avéré, que « *de la Calabre à Archangel,* « et sur tout le Continent, la mortalité a éprouvé une *diminution très-considérable*, quoiqu'à la vérité moins forte « qu'en Angleterre (1). »

____

(1) « *The* rate of mortality *throughout the Continent has been very* greatly diminished *from* 1770, *th' not, speaking generally, so much as in England..... From Calabria to Archangel, with few, and these unimportant exceptions, a similar improvement is everywhere observed.* » March 1829. — La Revue d'Oct. 1832 est encore revenue sur

Plût au Ciel qu'il en fût ainsi! Plût au Ciel que cet alongement de vie, dont les écrivains libéraux dotent si gratuitement *la nouvelle ère*, fût aussi réel qu'ils le supposent! mais j'ai la douleur de vous certifier à mon tour, Monsieur, que depuis une quinzaine d'années, où la mortalité est restée chez vous à peu près stationnaire, elle a fait de sensibles progrès chez la plupart des autres nations européennes.

Je ne puis, à la vérité, parler avec connaissance de cause, que de celles dont les registres sont déjà assez anciens pour offrir des points de comparaison; ce qui est entr'autres le cas pour la Russie, la Prusse et les principaux États de l'Allemagne, où le rapide accroissement des têtes recensées, ne s'est obtenu qu'au prix d'un décroissement proportionnel de vie (1).

---

ce prétendu fait, en l'amplifiant. — « *If we turn to Russia, Prussia and Germany, the change* for the better *is even more striking than in France.* »

Cette même proposition a été reproduite à Londres par le Dr. Bisset Hawkins, dont l'écrit mérite plus d'un éloge, bien qu'il ait pris sur lui d'y affirmer que, «dans presque tous les pays civilisés de « l'Europe, chaque période décennale met au jour *une moindre pro-* « *portion de décès.* »

Je ne sais d'où ce médecin a pu tirer des registres mortuaires si satisfaisans; mais ceux que j'ai recueillis indiquent, depuis quelques années, une proportion de décès dont le crescendo s'accélère, loin de diminuer.

(1) A force de répéter le contraire, et toujours sans contradicteurs, ces consolantes assertions se sont si vite et si bien transformées en corps de preuves, qu'au moment où j'écris, la *Revue Britannique* (l'un des meilleurs journaux de Paris) a jugé le moment

Ce sont cependant ces funestes et continus accroissemens de population que les optimistes modernes se laissent imposer pour un décroissement continu de mor-

venu de dresser l'inventaire de tant de progrès inespérés, et l'a fait en ces termes : — « Maintenant, si pour apprécier, d'une manière posi-« tive, les résultats des *améliorations sociales*, nous recherchons « quelle a été leur *influence* sur la mortalité pendant le dernier « siècle, et que nous prenions les trois pays de l'Europe dont les « *progrès* ont été les plus sensibles, nous trouverons, en réunissant « en un seul groupe la France, l'Angleterre et l'Allemagne, que le « terme moyen de la mortalité, qui était autrefois d'un habitant sur « trente, est *maintenant* de un sur quarante-huit. Cette différence « réduit le nombre des décès de l'ensemble dans ces trois pays, de « 1900 mille, à moins de 1200 mille. Ainsi la vie de l'homme n'est « pas seulement *embellie* dans son cours, par les *progrès de la civili-«sation*, elle est encore prolongée par eux et rendue moins incer-« taine, etc., etc. » *Rev. Brit.*, octob. 1833, p. 362.

Voilà les illusions, voici les réalités.

En Prusse, où la Gazette de la Cour publie périodiquement des états récapitulatifs de la marche de la population, les registres des douze années 1821-32 témoignent que la mortalité, qui pendant les cinq premières, s'était arrêtée à 1 sur 38, s'est élevée, pendant les cinq suivantes, à 1 sur 34 ¼, et qu'en 1831 et 1832, où est, à la vérité, survenu le fléau du choléra, cette proportion est arrivée à 1 sur 29 ½.

Quant à ce qui se passe en Russie, où l'accroissement est plus fort encore; je renvoie le lecteur au compte qu'en a rendu, en 1829, à l'Académie des Sciences de Pétersbourg, M. Herman, l'un de ses membres, et qu'elle a publié dans ses Mémoires. Son analyse des registres mortuaires du Saint-Synode s'y termine par l'aveu suivant : « La « mortalité des enfans de 1 à 5 ans, qui était autrefois plus favora-« ble, paraît, d'après ces données, avoir *augmenté d'*un cinquième

talité. Leur aveugle philanthropie leur a fait prendre l'obstacle pour le moyen.

Combien MM. Droz et B. Constant ont montré plus

« ET DEMI environ, qu'on doit *déduire* d'abord du surplus, pour ap-
« précier les progrès de la population.»

Comment ce décompte n'a-t-il pas mis fin aux illusions de M. Saddler et de tant d'autres sur les décroissemens de la mortalité en Russie?

Pour ce qui concerne l'Angleterre, dont les habitans s'étaient jusqu'ici bercés de l'idée que leur population croissait en vie, en même temps qu'elle croissait en nombre, la dernière Enquête décennale vient de déchirer le voile en ces mots : « *The mortality of the inhabitants* « *of England appears to have sunk to its minimum*, *within the decade* « *preceding the population abstracts of* 1821, *and since that time*, « *it seems to* have *risen as fast as it descended after the year* 1800.» PRÉFACE, p. XXXV.

Certes, c'aurait été miracle si la mortalité eût continué à descendre dans un pays où la population s'est élevée de 57 pour cent pendant les trente premières années de ce siècle !

Le lecteur peut maintenant juger ce qu'il doit croire de ce que les chantres de l'ère moderne proclament, comme une preuve de *l'in-fluence* des *améliorations sociales* sur la mortalité proportionnelle, comme un *changement favorable* dans les lois de la vie.

Au tableau qu'on vient de passer en revue, je n'ai pu découvrir encore que deux exceptions qui vaillent la peine d'être mentionnées.

La première a eu lieu dans les anciens États Vénitiens, où le chiffre mortuaire, qui, pendant leur existence républicaine, avait correspondu à celui des Russo-Grecs, est descendu depuis quelques années, de 1 sur 26, à 1 sur 28. C'est là un *progrès* sans doute, mais quel progrès! Un chiffre mortuaire pire encore que celui du Fi-nistère !

La seconde s'est manifestée dans le royaume de Naples, dont les

de prévision, l'un, en affirmant que *tout le mal vient d'un* EXCÈS *de procréation*, l'autre, en pronostiquant que *l'Europe marchait à grands pas vers l'état de la Chine* (1).

derniers rapports officiels viennent d'annoncer, pour l'année 1832, une diminution de 1 sur 33 9/10 à 1 sur 35. En publiant *ce changement favorable*, l'habile directeur des statistiques napolitaines n'a pas négligé de faire observer que cette réduction dans le nombre des décès, est due à une réduction semblable dans celui des naissances.

Encore est-ce ici le lieu de mentionner que, même à Naples, où la mortalité proportionnelle commence enfin à décliner, elle est loin d'avoir repris son ancien taux, que le Dr. Price avait établi (en l'année 1767) à 1 sur 37 1/10, en le basant sur une moyenne de cinq ans.

(1) Pour se faire une idée de la rapidité avec laquelle s'accomplit son sinistre augure, il faut interroger les statisticiens allemands, entr'autres le Capit. Beckes qui, avec la patience ordinaire aux érudits de sa nation, a recueilli tous les dénombremens effectués en Europe (Turquie et Grèce exceptées), à partir de la dernière paix. D'après ses données, qui peuvent être admises, tout au moins comme approximatives, les populations de la chrétienté auraient, en 1830 et 1831, recensé 215,937,593 têtes, dont 33,840,580 étaient un *surcroît* obtenu depuis la paix. Si cette marche se soutient, la période de leur *doublement* ne prendra que 87 ans, et celle de leur QUADRUPLEMENT sera accomplie en un siècle et trois quarts !

Quelle distance entre ce qui se passe sous nos yeux et ce qui se passait du temps de Voltaire, auquel on avait fait accroire, « qu'il faut « des circonstances fort avantageuses pour qu'une population aug- « mente d'*un vingtième* en cent ans. »

Voici en quels termes l'arithméticien allemand a fait ressortir l'avantage et le désavantage des deux États qui se sont trouvés au premier et au dernier degré de son échelle. — « Combien *peu* la

Ce qu'on a vu de la difficulté de conserver des enfans surnuméraires, n'empêche point en effet qu'un plus ou moins grand nombre d'entr'eux n'arrivent jusqu'aux confins de la puberté, comme pour grossir le bilan des têtes recensées, par une illusion qui serait facile à prévenir, en ajoutant toujours au chiffre général de chaque recensement, le chiffre spécial de l'*âge commun* des recensés. Si l'Amérique anglaise eût songé à ce dernier chiffre qu'on n'a jamais possédé nulle part, il aurait pu, et pourrait encore, à lui seul, y suppléer en quelque sorte, le document statistique le plus indispensable, savoir le chiffre de l'âge commun des morts, par celui de l'âge commun des vivans; deux chiffres qui doivent se toucher de bien près (1).

« France a PROFITÉ des quinze années de paix pour augmenter son « *capital en hommes !* » (*menschenkapital*, expression qui, pour être juste en ce sens, devrait ne se rapporter qu'aux *enfans*). « Les « 29,893,474 habitans qu'elle avait comptés en 1817, ne se sont ac- « crus, en douze ans, que de 2,260,530, c'est-à-dire d'*un quator-* « *zième*, tandis que dans le même intervalle, la Prusse a vu aug- « menter les siens d'*un cinquième* ! Cette augmentation est la plus « précieuse conquête que puissent faire les États, et pour l'obtenir, il « ne leur faut que *détruire les obstacles* qui empêchent les ma- « riages, etc. » p. 71.

Ce plaidoyer, de 550 pages, en faveur d'une fécondité toujours progressive, a eu, en Allemagne, une destinée bien malencontreuse. A peine eut-il été imprimé à Stuttgard, qu'à la majorité de 68 voix contre 15, la Chambre des députés de ce Royaume adressa au Conseil privé la demande de quelque projet de loi qui *mette des entraves et des obstacles* aux mariages inconsidérés.

(1) Dans ce qui concerne le mouvement de leurs populations, les

Toujours est-il certain que, partout où l'accroissement des naissances est considérable, celui des enfans à recenser l'est aussi, mais sans être fructueux, comme le croit le vulgaire, qui ne se doute pas que ce sont, pour ainsi dire, des zéros superposés sur d'autres zéros. Ce qu'il faudrait pouvoir calculer, c'est ce que durent ces têtes imberbes, ce qu'elles valent, mais surtout ce qu'elles coûtent, en fin de compte, aux peuples qui en font trophée.

C'est aussi ce que donna naïvement à entendre l'Académicien de Pétersbourg, dans la dissertation déjà citée, et où, en révélant que le mortalité proportionnelle des enfans russes croissait d'année en année, il ajouta : « Le « surplus des naissances *compense* toutefois les PROGRÈS de «cette mortalité, et donne encore UN RESTE... Mais à me- « sure que la population en Russie fait des progrès, la « mortalité augmente et les arrête.»

Que ces RESTES annuels d'une procréation excessive et si fugitive, soient, en Russie, quatre à cinq fois plus grands qu'en France (714,452 au lieu de 166,297), c'est bien ce qui résulte des registres du Saint-Synode; mais ne perdons jamais de vue qu'en fait de populations, le vrai *desideratum* consiste, non dans le nombre des

États-Unis font toujours une exception notable; non point sur la grande mortalité qui y suit indubitablement, comme ailleurs, une grande reproduction d'enfans; mais sur les ressources inépuisables du pays pour alimenter de nouvelles générations. Ni leur gouvernement fédéral, ni leurs gouvernemens provinciaux, n'y ont encore institué le registre national de l'état civil, qui seul pourra apprendre avec quel degré de rapidité leurs générations paraissent et disparaissent.

têtes recensées, mais dans celui des années *vécues* par l'ensemble des décédés. Cette dernière somme, celle de l'âge des morts, répartie également entr'eux tous, jeunes ou vieux, et qui constitue ce qu'on appelle vie commune ou plutôt vie *moyenne*, est le véritable chiffre de vie et de mort des peuples, le tarif de leurs forces intrinsèques, la pierre de touche de leur bien-être ou de leur malaise, et le compas de leurs civilisations respectives.

Or il peut arriver (car j'en citerai des exemples) que telle population, le double plus nombreuse que telle autre, ne compte cependant pas un plus grand nombre d'années vécues, ou qu'elle en compte même moins, et qu'une forte partie de cette population ne puisse et ne doive être considérée comme exubérante.

Tout tient donc à découvrir ce chiffre, lequel ne peut s'obtenir qu'à l'aide d'une table de mortalité où les décédés sont rangés d'après leur âge. C'est ce chiffre que signalait Laplace, comme le *vrai rapport* à chercher, comme la *plus juste mesure* de l'influence des causes physiques et morales sur le *bonheur* ou sur le *malheur* de l'espèce humaine.

A dater de sa Restauration, la France possède bien une série de quinze registres mortuaires, où chacun de ses 11,768,715 décédés ont été soigneusement inscrits, avec la date de leurs naissances. Et, chose étrange ! elle n'a point encore songé à réunir ces registres, pour y procéder au déchiffrement des âges vécus. Tout actif que soit ce gouvernement, il s'est laissé devancer par l'Angleterre et la Belgique, qui viennent enfin de mettre au jour deux tables de mortalité, dont résulte, pour les habitans de l'un et de l'autre royaume, une *vie moyenne* de XXXIII ans. Cet exemple une fois donné, on peut espérer que les Ministres de Louis-Philippe ne reculeront point devant l'obligation de l'imiter, et qu'ils feront connaître avant peu, le taux de la *vie moyenne*, non-seulement pour le royaume pris en masse, mais pour chacun des 86 départemens pris séparément.

Jusqu'ici, les recherches relatives à la vitalité des différens peuples avaient été si mal dirigées, qu'on n'avait encore essayé de dresser des tables de mortalité, que pour quelques grandes villes, où elles sont nécessairement plus ou moins fallacieuses, en raison de l'affluence continuelle des provinciaux (1). Ce n'est que dans le cours de cette année (1834) qu'on a enfin connu, et pour deux nations seulement, le véritable chiffre de leur *vie moyenne*, celui qui embrasse en bloc les années vécues, tant par les décédés des campagnes que par ceux des villes.

Non qu'il n'eût été demandé en France, entr'autres par l'abbé d'Expilly, qui, bien avant Laplace, l'avait signalé comme le meilleur thermomètre de l'exhaussement ou de l'abaissement de l'aisance et de la misère.

La première table de mortalité générale, à moi connue, fut celle que dressa à Vevey, le Pasteur Muret, sur les registres de quarante-trois paroisses du Pays de Vaud, table qui embrassait ceux des villes, et dont le déchiffre-

______

(1) Voyez ci-après, NOTICE SUPPLÉMENTAIRE sur le peu de confiance que méritent les tables de mortalité des villes populeuses, en raison de la foule de provinciaux qui y arrivent dans l'âge des forces, après avoir heureusement traversé les casualités de l'enfance.

ment lui indiqua, pour les enfans pris à leur naissance, une vie *probable* de 41 ans, 4 mois, et pour l'ensemble des décédés, une vie *moyenne* de XXXVIII ans, cinq mois. Si l'une et l'autre y étaient et y sont encore extrêmement longues, c'est qu'à dater de son aggrégation au Canton de Berne, et par lui au Corps Helvétique, la famille vaudoise, très-paternellement gouvernée, a toujours été substantiellement florissante et remarquablement aisée.

Cette différence de QUATRE ans en faveur de la vie *probable* sur la vie *moyenne*, semble impliquer contradiction, et c'est ici, en effet, l'un des arcanes de la science. Je me réserve de l'expliquer en revenant à Montreux et à Genève, où brillera dans tout son éclat, ce phénomène, qui, quoique très-rare, doit se retrouver dans plusieurs localités de la Normandie.

Précisément à la même époque, vers l'année 1765, le Pasteur prussien Sussmilch construisit, de son côté, pour dix paroisses du Brandebourg, une autre table de mortalité dont le déchiffrement indiqua une vie moyenne de XXXII ans (1). Selon toute apparence, ces paroisses, qu'il ne nomma point, étaient des populations d'élite et exclusivement rurales.

En tous pays, ce chiffre diffère plus ou moins, selon l'aisance des différentes provinces où l'on le cherche. C'est même ici la cause et l'excuse des nombreuses divagations

______

(1) Il ne fit point lui-même le déchiffrement de sa table et négligea d'y donner toutes les données nécessaires pour en déduire le chiffre le plus précieux, celui de la *vie probable* des enfans pris à leur naissance.

de tant d'écrivains français sur la valeur à donner à la vie moyenne. M. Ch. Dupin l'élève, comme on l'a vu, jusqu'à XXXVI ans, M. Mathieu à XXXII, Letronne la croyait au-dessous de XXX ans, Duvillard et Deparcieux l'établissaient à XXVIII, Buffon à XXVI, et Voltaire la ravalait entre XXII et XXIII ans (1).

Quel en est le taux réel pour le Royaume pris en bloc? C'est ce qu'il sera impossible de bien démêler, jusqu'à ce qu'on y ait dressé une table de mortalité générale, chose aujourd'hui d'autant plus facile que tous les matériaux s'en trouvent rassemblés dans les bureaux des Préfets. Si jusqu'à son apparition, j'étais appelé à hasarder une conjecture, je porterais entre XXX et XXXII ans la *vie moyenne* des Français, tant pour leurs populations rurales que pour leurs populations urbaines.

Que s'il fallait de même échelonner celle des principales populations de l'Europe, il est à présumer que la vie moyenne des Autrichiens, des Prussiens et des Napolitains, oscille entre XXVII et XXVI ans, celle des Russo-Grecs entre XXIII et XXII, et celle des Polonais entre XX et XIX.

La mortalité proportionnelle étant partout en raison composée du nombre des enfans et de la misère de leurs

(1) « Prenez un nombre moyen, » écrivait ce dernier, « chacun a « porté son *fardeau* 22 ou 23 ans. »

L'économiste de Ferney alla même bien plus loin, car pour découvrir ce que l'on pourrait appeler la vie *utilisable*, il proposait d'en ôter le première enfance, et ajoutait : *le produit net sera* SEPT *ans.* »

Que serait-il donc resté, s'il n'eût pas oublié d'en retrancher aussi la seconde enfance?

familles, c'est toujours sur la proportion des nouveau-nés qu'il faut mesurer, mais en sens inverse, celle de la *vie moyenne*. Or, par cela seul que les naissances sont extraordinairement nombreuses dans l'Amérique-Unie, et bien que l'aisance supérieure des familles pèse beaucoup dans la balance de la viabilité de leurs enfans, je pose hardiment en fait que les Anglo-Américains se bercent d'une chimère, en s'attribuant une vie *moyenne*, ainsi qu'une vie *probable*, aussi longues ou même plus longues qu'en France. Leurs recensémens périodiques, l'âge de leurs recensés et l'extrême rapidité du mouvement que constate cet âge, sont autant de preuves du contraire (1).

La règle ci-dessus et les théorèmes qui en découlent, viennent de recevoir la plus triomphante des confirmations dans la dernière enquête décennale entreprise par le Gouvernement britannique. Ce vaste travail, auquel les Anglais sont redevables des premières tables officielles de mortalité qu'ils possèdent, tables qui n'embrassent pas moins de quatre millions de décédés, a été accompagné d'un recensement des vivans, le plus méthodique et bien sûrement le plus exact auquel on fût jamais arrivé dans aucun pays.

L'infatigable investigateur qui a consacré trente ans de sa vie à ces pénibles, mais utiles recherches, a fini par y découvrir une connexion si intime entre la superfécondité et la mortalité prématurée de l'espèce humaine, qu'il a fait de cette découverte le résumé sommaire de

---

(1) Je renvoie à l'appendice une notice supplémentaire sur l'âge commun des morts aux État-Unis, sujet de graves méprises en Amérique non-moins qu'en Europe.

son dernier Rapport. En la baptisant de son vrai nom , SCALE OF COINCIDENCE , échelle de coïncidence entre la proportion des nouveau-nés et celle de leurs vies probable et moyenne , il l'a introduite en ces termes : « Tout « accroissement rapide de population implique la surve- « nance d'une large proportion d'enfans , et par suite « d'une large proportion d'êtres humains , condamnés à « une existence de plus en plus courte (1). »

Et sa découverte, il l'a *illustrée* , pour me servir de l'expression anglaise , par un tableau où il s'est appliqué à comparer le chiffre de la vie moyenne dans chacun des principaux Comtés , avec l'accroissement plus ou moins accéléré de leurs populations respectives , durant les trente premières années de ce siècle.

On y voit :

1° Que, pour l'Angleterre et le Pays de Galles , où l'accroissement a été de 57 pour cent , la vie *moyenne* des décédés est de XXXIII ans.

2° Que, dans le Rutland , ainsi que dans la partie du Yorkshire où il a été le plus faible et s'est arrêté à 20 pour cent , la vie moyenne a atteint son maximum en s'y élevant à XL ans.

(1) *A rapid increase of population infer the birth and existence of a large proportion of infants , and therefore a large proportion of short lived persons , thereby accelerating* pro rata *the time of life or age at which one half of the population collectively are dead.*» PRÉFACE , p. XLVI.

Cette proposition , qui explique l'extrême brièveté de la vie *probable* en Russie , ainsi qu'en Amérique , est appuyée sur une immense série de faits chiffrés.

3º Et que dans le Lancashire, où les mariages sont tellement hâtifs et féconds que la population s'y est accrue de 672,731 têtes à 1,336,854, la vie *moyenne* ne dépasse pas XXV ans. Non-seulement elle ne les dépasse ni ne les atteint, mais la vie *probable* des nouveau-nés des deux sexes, prise à leur naissance, n'y dure que *douze* ans, durée de moitié plus faible que celle des autres enfans anglais pris en masse. Ce chiffre, comme on le voit, se rapproche beaucoup de celui des Russo-Grecs.

Voilà donc enfin les preuves arithmétiques du principe dont j'avais fait mon principe régulateur : *Plus il naît d'enfans, moins on en conserve, et vice-versâ, plus on en conserve, moins il en renaît* (1).

(1) Le seul mérite que je réclame, si c'en est un, c'est d'avoir poussé de mon mieux le développement de ce principe et dé sa converse, jusque dans leurs dernières ramifications, car je suis loin de prétendre en avoir été l'inventeur. En preuve du contraire, je demande même à transcrire un passage non moins curieux qu'instructif, de mon plus redoutable adversaire en Suisse, où son écrit, couronné, a laissé des impressions que les miens n'effaceront qu'à demi.

En y exprimant le *souhait* de voir l'Helvétie couverte d'autant d'habitans que *les étoiles du ciel*, le Pasteur Muret fut tout-à-coup arrêté dans l'expression de ce fatal souhait, par un fait qu'il mit au jour avec candeur, bien qu'il renversât tout son échaffaudage. En étudiant et compulsant le peu de registres européens connus de son temps, il fut consterné de voir que, sur chacun d'eux, la mortalité prématurée des nouveau-nés se coordonnait invariablement avec leur nombre. Cette découverte dont il se crut l'auteur, quoiqu'elle soit aussi vieille que le monde, lui arracha l'exclamation suivante : « Ne serait-ce point que, pour maintenir partout le même équili- « bre de population, *Dieu aurait sagement réglé les choses* de telle

L'investigateur, dont l'*échelle* ci-dessus a couronné les longs et méritoires travaux, est du petit nombre d'économistes inaccessibles à tout esprit de système. M. Rickman n'a voulu ni cherché que des faits ; mais, ces faits une fois bien constatés, il s'y rattache si consciencieusement que la conclusion de sa dernière enquête est en opposition avec celle des précédentes, où les faits antérieurs l'avaient autorisé à féliciter ses compatriotes d'un constant accroissement de vie, marchant de front avec un accroissement constant de têtes recensées. Non qu'il ne persiste à soutenir que ce merveilleux concours d'un accroissement de têtes et de vitalité se manifesta dès l'entrée de M. Pitt aux affaires, et se prolongea pendant toute la du-

« manière que la FORCE DE LA VIE dans chaque pays, soit en *raison* « *inverse* de la FÉCONDITÉ ? »

Le bon Pasteur avait certainement mis le doigt sur la principale des lois qui président à l'investiture de la vie ; et cependant il ne retrancha rien de ses exhortations à ses compatriotes pour qu'ils se distinguassent par une fécondité exemplaire. Seulement eut-il grand soin de n'appuyer sa thèse que sur des considérations mondaines, telles que l'accroissement de leur bien-être matériel et celui des forces nationales. Après avoir reconnu un avertissement de Dieu lui même, dans l'inexorable association d'une excessive mortalité prématurée à une excessive fécondité, le théologien protestant se garda bien de chercher dans la Bible quelque passage dont le sens torturé pût refuser aux conjoints leur *libre arbitre* sur le nombre d'enfans qu'ils se sentent en état d'élever et qu'il leur convient de mettre au monde. Quoiqu'il portât jusqu'au fanatisme son zèle pour la surperfécondité de l'espèce humaine, il s'interdit religieusement toutes allusions aux Livres Saints.

rée de cette administration à jamais glorieuse; mais il reconnaît que le prolongement d'un pareil phénomène étant contre les lois de la vie, a cessé depuis une dixaine d'années, où la mortalité a recommencé à se coordonner sur le nombre des naissances.

Je me suis réjoui d'apprendre, Monsieur, que vous vous occupiez de cette mémorable Enquête, qui, malgré l'espèce d'incertitude où elle nous laisse encore sur l'exacte proportionnalité du double chiffre des naissances et des décès, n'en a pas moins jeté la plus vive lumière sur les questions complexes dont nous nous occupons. J'en avais aussi entrepris, de mon côté, l'analyse; mais le dérangement de ma santé m'a forcé à y renoncer, non toutefois avant d'avoir achevé l'examen et le contrôle des quatre census de M. Rickman. Serait-il besoin d'ajouter, Monsieur, que, si ce travail peut vous être de quelque utilité, il est aux ordres du médecin qui a honoré son art, en professant que *l'aisance* est *véritablement la première de toutes les conditions* HYGIÉNIQUES?

Mais vous m'affligez, Monsieur, en m'annonçant que vous rencontrez dans le cercle de vos relations, plus d'un homme impartial, qui persiste à repousser ma doctrine, comme anti-humaine, anti-sociale et surtout comme anti-chrétienne. Ce dernier reproche, qui n'est pas nouveau pour moi, s'appuie, je le sais, sur ces paroles de la Genèse: *Croissez et multipliez*, bénédiction versée par le Créateur sur ses premières créatures. Le nombre de celles, qui en couvrant notre globe, l'ont déjà si bien asservi à leur empire, témoigne assez à tous les yeux que cette promesse n'était point vaine. Quant aux prêtres hébreux qui la travestirent en une injonction de multiplier, même *jusqu'à la souffrance* ; que répondre à un tel blasphème, sinon que ces prêtres faisaient Dieu à leur image !

Leur sacrilège interprétation ne saurait m'imposer la tâche d'entrer dans une controverse théologique.

Le préjugé qui fait dire : *tel peuple multiplie à vue d'œil, donc il avance rapidement vers la puissance et le bien-être*, est si invétéré, si ancien, et surtout si universel, qu'on ne réussira à l'ébranler qu'en revenant constamment à la charge ; aussi m'étais-je imposé le tribut d'une nouvelle dissertation chaque année, et voici le cinquième que j'acquitte.

Mais le désordre de cette lettre, ses redites, ses digressions, et surtout ses perpétuels renvois à des notes dont la non-insertion dans le texte est l'indice trop certain d'un esprit qui ne peut plus saisir, de prime-abord, la portée et l'enchaînement de ses propres idées, vous feront assez juger, Monsieur, que je touche au terme où les infirmités de l'âge et le déclin des facultés avertissent qu'il est temps de battre en retraite. J'y suis tout résolu ; mais ce ne sera point sans quelque nouvel effort pour faire justice de la grande imposture de ceux des Ministres de votre révolution qui s'appliquèrent et réussirent à faire croire que, sous le régime de la Terreur et sous l'égide du foudre de guerre, la population de l'ancienne France ne cessa de s'accroître, et même une fois davantage qu'elle ne l'a fait sous les prolifiques influences de la paix.

Malheur à la France et à ses voisins ! Malheur aux générations futures, si ce point de votre histoire n'est pas éclairci et purifié, de manière à le mettre pour jamais hors de débat !

Si j'y parviens, ainsi que j'ose en prendre l'engagement, je déposerai avec confiance ces feuilles, comme un *ex-voto*, sur l'autel de la paix.

Agréez, Monsieur, etc.

N. B. *Les quatre dissertations précédentes du même auteur se trouvent dans la* Bibliothèque Universelle :

Mars................. 1830.
Octobre.............. 1832.
Mars................. 1833.
Septembre et octobre.... 1833.

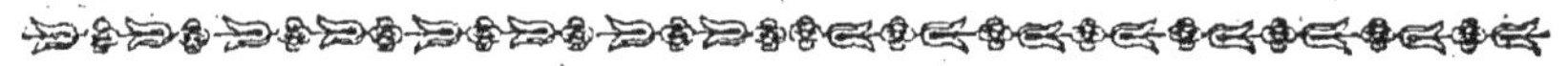

ERRATUM.

Page 21, première ligne de la note, mots *lisez* mois.
   49, lig. 1, 26 ½ ans, *lisez* 26 ans.
   —   12, associées, *lisez* associés.
   —   dernière ligne, diminuée, *lisez* diminué.
   50,   27, 36 ans, *lisez* 35 ans.
   —   28, 26 ½, *lisez* 26.
   59,   5, impose, *lisez* imposa.
   61,   18, opposé, *lisez* opposés.
   65,   8, *forus*, lisez *for us*.
   73,   11, le, *lisez* la.
   77,   3, Letronne, *lisez* Letrone.

www.ingramcontent.com/pod-product-compliance
Ingram Content Group UK Ltd.
Pitfield, Milton Keynes, MK11 3LW, UK
UKHW051844140726
13696UKWH00007B/1266

9 782013 585262